社区卫生工作实用丛书

丛书总主编 汪华　　副总主编 吴红辉 姜仑 周明浩

社区灾难危机中的卫生应急防护手册

主　编：陆耀良　武　鸣

副主编：潘红星　谭兆营　宋　俐

编　者：（按姓氏拼音排序）

陈　敏　陈晓东　戴　月　丁小磊

李箕君　李小宁　陆耀良　潘红星

沈文琪　沈　雅　宋　俐　谈　智

谭兆营　武　鸣　杨丹丹　杨小勇

朱立国

苏州大学出版社
Soochow University Press

图书在版编目(CIP)数据

社区灾难危机中的卫生应急防护手册 / 陆耀良，武鸣主编. —苏州：苏州大学出版社，2016.1
（社区卫生工作实用丛书 / 汪华主编）
ISBN 978-7-5672-1423-1

Ⅰ.①社… Ⅱ.①陆… ②武… Ⅲ.①社区－公共卫生－突发事件－卫生管理－中国－手册 Ⅳ.①R199.2-62

中国版本图书馆 CIP 数据核字(2015)第 237919 号

书　　名：	社区灾难危机中的卫生应急防护手册
主　　编：	陆耀良　武　鸣
责任编辑：	李　敏　李寿春
出版发行：	苏州大学出版社
社　　址：	苏州市十梓街1号(邮编:215006)
印　　刷：	苏州工业园区美柯乐制版印务有限责任公司
开　　本：	700 mm×1 000 mm　1/16　印张：10.25　字数：185千
版　　次：	2016年1月第1版
印　　次：	2016年1月第1次印刷
书　　号：	ISBN 978-7-5672-1423-1
定　　价：	25.00元

凡购本社图书发现印装错误，请与本社联系调换。
服务热线：0512-65225020

《社区卫生工作实用丛书》编委会

总 主 编 汪 华

副总主编 吴红辉 姜 仑 周明浩

编 委（按姓氏拼音排序）

曹 俊 陈晓东 褚宏亮 姜 仑

李箕君 李小宁 陆耀良 马福宝

汤奋扬 汪 华 吴红辉 武 鸣

徐 燕 羊海涛 余宁乐 张 宁

甄世祺 周明浩 周永林 朱宝立

朱凤才

序

　　社区是宏观社会的缩影。开展社区卫生服务是社区建设的重要内容。社区卫生服务是在政府领导、社会参与和上级卫生机构指导下，以基层卫生机构为主体、以全科医师为骨干、合理使用社区资源和适宜技术，向社区居民提供综合性、主动性、连续性的基层卫生服务。社区卫生服务以社区居民健康为中心，以家庭为单位，以社区为范围，以需求为导向，以解决社区主要卫生问题、满足居民公共卫生服务和基本医疗服务需求为目的，是基层卫生工作的重要组成部分，是深化医药卫生综合改革的交汇点，也是实现"人人享有基本卫生保健"目标的基础环节。

　　改革开放以来，我国社区卫生事业有了很大发展，服务规模不断扩大，医疗条件明显改善，疾病防治能力显著增强，为增进人民健康发挥了重要作用。随着经济社会快速发展和居民生活水平的显著提高，社区卫生工作的质与量都发生了根本性的变化，但社区卫生工作者的专业素质与居民健康需求相比，目前仍存在较大差距。因此，加强基层社区卫生队伍的教育和培训，提高他们对社区卫生工作重要意义的认识，全面掌握社区卫生工作的目的、理论、知识和技能，成为当前极为紧迫和重要的工作。

　　这套《社区卫生工作实用丛书》就是为了适应现代社区卫生与文明建设的需要而设计的，注重实践、注重技能，全面反映了社区卫生工作实际情况，符合新时期和谐社区、文明社区、健康社区建设的新要求。《社区卫生工作实用丛书》由江苏省卫生和计划生育委员会策划，组织江苏省疾病预防控制中心、江苏省血吸虫病防治研究所、南京脑科医院等单位的几十位专业对口、经验丰富的专家精心编撰，历时一年多时间，把社区卫生工作者必须了解和掌握的"三基"知识撰写成册，力求打造成一套既是社区卫生工作者必备的实用指导工具书，又是基层社区公共服务人员喜爱的卫生知识参考书。

《社区卫生工作实用丛书》共有10个分册,涉及社区健康教育指导、社区心理健康服务、社区环境卫生、社区常见传染病预防与治疗、社区消毒与有害生物防控、社区常见寄生虫病防治、社区预防接种、社区营养与食品安全、社区灾难危机中的疾病控制与防护、社区卫生中辐射防护等内容。本丛书内容有别于教科书,没有介绍繁杂的基础理论,而是从基层卫生防护、疾病预防与控制工作的实际需要出发,力求内容新颖实用,通俗易懂,可操作性强,给广大社区卫生工作者以实际可行的指导,引导他们迅速掌握现代卫生防病保健的新理论、新技术,密切结合社区工作实际,把社区卫生工作做得更好、更加扎实。

希望本丛书成为基层卫生工作者开展社区卫生工作的一本实战手册,并能在实际工作中进一步修正和完善。同时,希冀通过本丛书的出版,带动开展"文明·卫生·健康社区行"活动,送卫生知识到社区,进万家,在社区中掀起全民"讲文明卫生,保社区平安"的热潮,从而提高社区全体居民的健康水平,为建设文明和谐的健康社区服务。

江苏省卫生和计划生育委员会副主任

二〇一五年八月

前 言

社区卫生服务是城乡卫生工作的重要组成部分，是实现"人人享有初级卫生保健"目标的基础环节，是在政府领导、社区参与、上级卫生机构指导下，以基层卫生机构为主体，以人的健康为中心、家庭为单位、社区为范围、需求为导向，以妇女、儿童、老年人、慢性病人、残疾人、贫困居民等为服务重点，以解决社区主要卫生问题、满足基本卫生服务需求为目的，融预防、医疗、保健、康复、健康教育、计划生育技术服务功能等为一体的，有效、经济、方便、综合、连续的基层卫生服务。

江苏省地处我国东部沿海，是全国地势最低的一个省。省内绝大部分地区在海拔50米以下，自然灾害频发，重大灾害事件不断出现，主要有干旱、洪涝灾害、台风、暴雨（雪）、冰雹、雾霾、雷电、持续高温及重大生物灾害、森林火灾、地震灾害、山体崩塌、泥石流等。改革开放以来，社区公共卫生事业有了很大发展，服务规模不断扩大，医疗条件明显改善，疾病防治能力显著增强，为提高人民健康水平发挥了重要作用。同时，近年来，突发公共卫生事件时有发生，1988年上海"甲肝"大流行，2003年春、夏之交的"非典"，2014年8月昆山"8·2"爆炸事故给灾区人民造成了严重的生命与财产损失。社区在灾难发生后，作为第一事故现场应快速做出应对和处置，将事件、事故损失降到最低程度。为了给社区基层卫生工作人员在应对灾难事件时了解和掌握基本理论、基本知识、基本技能提供技术支持和工作指南，我们组织江苏省疾病预防控制中心、江苏省血吸虫病防治研究所、南京脑科医院等单位的有关专家、教授编写了《社区灾难危机中的卫生应急防护手册》一书。

本书主要内容包括灾难危机中的卫生应急管理和风险管理、卫生应急处置以及消毒与媒介生物控制、健康教育与健康促进和心理干预六个部分。

本书注重实践，内容浅显易懂，希望该书能够受到社区基层卫生工作者和社区卫生工作志愿者以及对公共卫生与自我健康防护有兴趣的社区百姓的欢迎，并能在实际工作中进一步得以修正和完善。在此，对参与及协助编写本书的有关单位和专家表示衷心的感谢。

目录

第一章 灾难危机中的卫生应急管理 /1

第一节 公共卫生应急基本概念、特点与原则 /1

第二节 卫生应急管理组织体系与法律法规 /6

第三节 突发事件公共卫生应急机制建设 /13

第四节 突发公共卫生应急预案体系建设 /14

第五节 社区应急队伍建设与应急物资管理 /16

第六节 社区应急文化 /17

第二章 灾难危机中的卫生应急风险管理 /19

第一节 突发公共卫生事件监测 /19

第二节 突发事件公共卫生风险评估 /24

第三节 突发公共卫生事件预警 /27

第三章 常见灾难危机中的卫生应急处置 /28

第一节 突发传染病事件的卫生应急处置 /29

第二节 自然灾害的卫生应急处置 /47

第三节 生活饮用水污染的卫生应急处置 /64

第四节 食源性和重大食品中毒事件的卫生应急处置 /69

第五节 化学中毒事件的卫生应急处置 /79

第六节 核和辐射安全事件的卫生应急处置 /95

第七节 高温中暑事件的应急处置 /106

第四章 灾难危机中的消毒与媒介生物控制 /112

第一节 灾难发生后的消毒 /112

第二节 灾难发生后的媒介生物控制 /121

第五章 灾难危机中的健康教育和健康促进 /125

第一节 灾后健康教育和健康促进内容 /125

第二节 灾后健康教育和健康促进对象与内容 /127

第三节 灾后健康教育与健康促进方法 /128

第四节 灾后健康教育与健康促进的组织与实施 /129

第五节 灾后防控传染病健康教育知识关键点 /131

第六节 灾后健康教育与健康促进效果评估 /134

第七节 灾后健康教育与健康促进工作的注意事项 /135

第六章 灾难危机中的心理干预 /137

第一节 心理卫生在危机中的因应与复原中的角色与规划 /137

第二节 灾民可能出现的心理反应和应对 /142

第三节 政府和社区管理者的压力和应对 /143

第四节 灾难危机中心理干预的具体应用 /144

参考文献 /152

灾难危机中的卫生应急管理

当前,我国突发公共卫生事件面临严峻形势。一方面,各种突发公共卫生事件时常发生,其危害依然严重。另一方面,自然和社会因素对突发事件的发生产生重要的影响。面对当前突发公共卫生事件的严峻形势,加上突发公共卫生事件发生的多样性和不可预测性,其危害性和破坏力不容忽视。科学、及时、有效地处置突发公共卫生事件,最大限度地减少事件带来的危害,是社区和各级疾病预防控制机构工作人员面临的重要任务和内容。加强突发公共卫生事件应急管理机构建设,健全突发公共卫生事件监测预警、部门联动、信息传播等卫生应急工作机制,强化卫生应急人才队伍培养,完善卫生应急管理预案体系和资金投入机制,对及时、有序、高效、规范地应对各类突发公共卫生事件,减少疾病灾害造成的人员伤亡和财产损失,维护正常的社会秩序,促进社会经济协调发展具有重大现实意义。

第一节 公共卫生应急基本概念、特点与原则

突发公共事件是指突然发生、造成或者可能造成重大人员伤亡、财产损失、生态环境破坏和严重社会危害,危及公共安全的紧急事件。突发公共事件主要分为自然灾害、事故灾难、公共卫生事件和社会安全事件四类。随着形势的发展变化,今后还会出现一些新情况,突发公共事件的类别可能还会适当调整。

一、突发事件的特征

(一) 突发性

突发事件都是突然发生的,一般来讲是不易预测的事件。同时,突发事件的发生具有必然性,其发生、发展是不以人的意志为转移的客观现象。经济的全球化为传染病的跨国传播和流行创造了机会,没有哪个国家可以在传染病面前高枕无忧,利比里亚、塞拉利昂和几内亚西非三国的埃博拉流行就是最好的例子;食品安全、化学和放射性物质的污染或恐怖事件也正在威胁着人类的健康,这些都增加了突发事件发生的可能性。

同时,突发公共卫生事件的发生又具有偶然性,即我们无法预知何时、何地、会以什么样的形式出现什么样的事件,如2003年发生的传染性非典型肺炎在2004年和2005年却没有发生大规模流行。突发事件发生的偶然性,使应对突发事件的难度加大。因此,加强突发事件应急机制建设,就是为了在制度上、技术上和物资上做好突发事件应急准备,及时预警,有效防控和处置。

(二) 广泛性

突发事件具有波及面广、影响人数众多的特点。根据事件发生的性质,可以将突发事件分为自然灾害、事故灾难、公共卫生事件和社会安全事件等类型。按事件对公众直接危害因子不同可分为生物性、化学性、物理性和社会心理性等。每类事件又可分成若干类别。

事件所危及的对象不是特定的人,而是不特定的社会群体。

(三) 严重性

人们生活在这个世界上,时常会遇到各类事件,但不是每个具有以上两个特征的事件都是突发公共事件。突发公共事件必须是对公众健康的损害和影响达到了较大的程度。即判断一个发生了的事件是否为突发事件,除要看其是否具备前两个特征外,还要看该事件是不是属于已经对社会公众健康造成严重损害的事件,或者从发展的趋势看,是不是可能会对公众健康造成严重影响的事件。

突发公共事件对公众健康的影响表现为直接危害和间接危害两类。直接危害一般为事件直接导致的即时性损伤,如重大传染病流行、重大食物中毒、核辐射等突发公共卫生事件都在发生之初,其对公众健康产生的直接损害易被公众发现,而职业中毒虽然也是直接危害,但由于事件发生初期不易察觉而易受到忽视。间接危害一般为事件的继发性损伤或危害,如传染性非典型肺炎所引发的公众恐惧、焦虑情绪,以及社会、经济安全问题等。

突发公共事件对社会的影响具有多面性,不仅是一个卫生领域的问题,更是一个社会问题,影响经济发展和国家安全等,如美国"9·11"恐怖事件造成3000余人死亡,并使航空业雪上加霜;2003年发生的传染性非典型肺炎不仅使数千人的健康受到影响,还使旅游业遭受重创继而影响社会稳定等。突发公共卫生事件不仅直接关系到公众的身体健康和生命安全,也在一定程度上影响经济发展、社会稳定和国家安全。

二、突发事件的类别

在实际工作中,突发事件卫生应急工作涉及事件的类别主要有重大急性传染病的暴发和流行,群体性不明原因疾病和新发疾病,预防接种群体性反应和群体性药物反应,重大食物中毒和职业中毒,重大环境污染事故,核事故和放射事故,生化恐怖袭击,菌、毒种和放射源丢失,自然灾害导致的人员伤亡和疾病流行等。

(1) 重大传染病疫情是指发生或发现《中华人民共和国传染病防治法》(以下简称《传染病防治法》)中规定的已知法定传染病的暴发流行。比如,1988年在上海发生的甲型肝炎暴发,2004年青海鼠疫疫情等。

(2) 群体不明原因的疾病是指在一定时间内,某个相对集中的区域内同时或者相继出现多个共同临床表现患者,又暂时不能明确诊断的疾病。例如,传染性非典型肺炎疫情发生之初,由于对病原体方面认识不清,虽然知道这是一组同一症状的疾病,但对其发病机制、诊断标准、流行途径等认识不清,因此这便是群体性不明原因疾病的典型案例。随着科学研究的深入,才逐步认识到其病原体是由冠状病毒的一个变种所引起的。

(3) 重大食物和职业中毒事件是指短期内经食物或职业接触有毒物质后,出现脏器结构或者功能的异常。例如,2002年9月14日,南京汤山发生一起特大投毒案,造成395人因食用有毒食品而中毒,死亡42人;2002年年初,河北白沟苯中毒事件,箱包生产企业数名外地务工人员陆续出现中毒症状,并有6名工人死亡。

(4) 新发传染病是相对于以往人们所认知的旧传染病而言,是指近20年来在人类中发生已明显增多,或它们的发生在不久的将来会增加对人类威胁的、新发现的、重新肆虐的或药物抗性所致的传染病。现在人们认识到的新发传染病有32种,有半数左右已经在我国出现,新出现的肠道传染病和不明原因疾病对人类健康构成的潜在威胁十分严重,处理的难度及复杂程度大。新的传染性疾病如SARS在短短的时间内就迅速传播到32个国家和地区。

(5) 预防接种群体性反应和群体性药物反应是指在实施的疾病预防措施时,出现免疫接种人群或预防性服药人群的异常反应。这类反应原因较为复杂,可以是心因性的,也可以是其他异常反应。

（6）重大环境污染事故是指化学物在生产、储存、运输和使用等过程中出现大量外泄,对公众或职业人群健康带来威胁或引起人员中毒的事件。

（7）核事故和放射事故,如核泄漏和放射污染。如果发生放射性物质泄露事件,造成的危害将十分严重。

（8）生化恐怖袭击是近10年来日益增多的一种突发事件形式。用于生化恐怖的物质主要有微生物、化学物和放射性物质。联合国已公布的化学、生物武器多达29种之多（其中生物武器15种,化学武器14种）,仅美国已经公布装备的生物战剂有8种。

（9）自然灾害主要有水灾、旱灾、地震、火灾等,所带来的影响往往是多方面的。在灾害事件应急中要充分考虑所表现出来的危害种类,以便做好相应的准备。

（10）其他影响公众健康的事件往往较难以明确。在个别事件发生后,可能会因认识水平、时间和重视程度等的不同而导致未能列为突发公共卫生事件,也使事件未能得到及时处置,使事件对公众健康的影响进一步扩大。因此,在日常应急准备中,在重视重大传染病、重大食物和职业中毒事件的同时,应充分重视其他影响公众健康的相关事件。比如,洪涝灾害、地震、车船事故、山体滑坡致房屋倒塌、火灾、爆炸等直接或间接危及人群健康的事件。

三、突发事件分级

根据突发事件性质、危害程度、涉及范围及卫生应急任务,突发事件划分为特别重大（Ⅰ级）、重大（Ⅱ级）、较大（Ⅲ级）和一般（Ⅳ级）四级。为了早期、及时、有效预警,应对突发公共卫生事件,省级人民政府卫生行政部门可结合本行政区域突发公共卫生事件实际情况、应对能力等,对较大和一般突发公共卫生事件的分级标准进行补充和调整。

四、卫生应急的基本概念

卫生应急是指在突发公共卫生事件发生前或出现后,采取相应的监测、预测、预警、储备等应急准备,以及现场处置等措施,及时对产生突发公共卫生事件的可能因素进行预防和对已出现的突发公共卫生事件进行控制;同时,对其他突发公共事件实施紧急医疗卫生救援,以减少其对社会政治、经济、人民群众生命安全的危害。

五、卫生应急工作的特点

卫生应急工作主要具有以下几个特点：

（1）卫生应急工作的首要目标是预防突发公共卫生事件的发生，尽可能地将突发公共卫生事件控制在萌芽状态或事件发生的初期。当突发公共卫生事件出现后，卫生应急机制应能及时动员相关资源和技术力量，将突发公共卫生事件迅速控制在有限范围内，减少对公众健康的影响。

（2）卫生应急工作必须符合我国的基本卫生国情。在突发公共卫生事件发生时，能及时有效地调动相关卫生资源，整合各种社会资源，动员全社会参与，及时有效地做好突发公共卫生事件的应急工作。同时，卫生应急工作也必须充分借鉴国外卫生应急的理论和实践。做好我国的卫生应急工作是国际卫生应急工作的重要组成部分。在2004年年底，发生印度洋地震海啸后，我国能在较短的时间内派遣卫生应急队伍到受灾国家，帮助开展救灾防病工作，并提供相关的药品等应急物资援助灾区，这充分显示了我国卫生应急机制建设所取得的成绩。

（3）卫生应急机制和体系的建设与完善是一个长期的过程，不可能一蹴而就。一方面要加强监测信息网络、实验室检测、基础建设等硬件建设；另一方面，更要依靠科学，以人为本，加强人员培训和能力建设，发挥专业技术人员在卫生应急工作中的关键作用。

（4）依法开展卫生应急工作。《中华人民共和国传染病防治法》和《突发公共卫生事件应急条例》等法律法规的出台，为卫生应急机制的建设和卫生应急工作的开展提供了法律保障。同时，依靠科学，依靠专业队伍，依靠全社会和群众开展卫生应急。

六、卫生应急工作的原则

1. 预防为主，常备不懈

要提高全社会防范突发公共事件对健康造成影响的意识，落实各项防范措施，做好人员、技术、物资和设备的应急储备工作。对各类可能引发突发事件并需要卫生应急的情况，要及时进行分析、预警，做到早发现、早报告、早处理。

2. 统一领导，分级负责

根据突发公共事件的范围、性质和对公众健康的危害程度，实行分级管理。各级人民政府负责突发公共事件应急处理的统一领导和指挥，各有关部门按照预案规定，在各自的职责范围内做好卫生应急处理的有关工作。各级各类医疗卫生机构要在卫生行政部门的统一协调下,根据职责和预案规定,做好物资技术储备、人员培训演练、监测预警等工作,快速有序地对突发公共事件做出反应。

3. 全面响应,保障健康

突发公共事件卫生应急工作的重要目标是避免或减少公众在事件中受到伤害。突发公共事件涉及人数众多,常常遇到的不单是某一类疾病,而是疾病和心理因素等复合危害,加之还有迅速蔓延的特点,所以在突发公共事件处理中,疾病控制、医疗救治等医疗卫生机构需要在卫生行政部门的协调下,在其他部门的支持配合下,协同开展工作。其目标是最大限度减少事件带来的直接伤亡和对公众健康的其他影响。

4. 依法规范,措施果断

各级人民政府和卫生行政部门要按照相关法律、法规和规章的规定,完善突发公共事件卫生应急体系,建立系统、规范的突发公共事件卫生应急处理工作制度,对突发公共卫生事件和需要开展卫生应急的其他突发公共事件做出快速反应,及时有效开展监测、报告和处理工作。

5. 依靠科学,加强合作

突发公共事件卫生应急工作要充分尊重和依靠科学,要重视开展突发公共事件防范和卫生应急处理的科研和培训,为突发公共事件卫生应急处理提供先进、完备的科技保障。各单位,包括卫生、科技、教育等各行业和机构要通力合作、资源共享,有效开展突发公共事件卫生应急工作。要组织、动员公众广泛参与突发公共事件卫生应急处理工作。

第二节　卫生应急管理组织体系与法律法规

一、卫生应急管理组织体系

(一) 突发公共卫生事件应急指挥机构

地方各级人民政府卫生行政部门要在本级人民政府统一领导下,负责组织、协调本行政区域内突发公共卫生事件应急处理工作,并根据突发公共卫生事件应急处理工作的实际需要,向本级人民政府提出成立地方突发公共卫生事件应急指挥部的建议。

地方各级人民政府及有关部门和单位按照属地管理的原则,切实做好本行政区域内突发公共卫生事件应急处理工作。

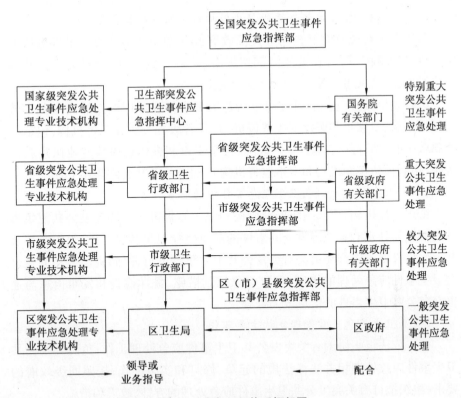

图1-1 应急组织体系框架图

(二) 突发公共卫生事件应急指挥部的组成和职责(图1-1)

国务院负责对特别重大突发公共卫生事件的统一领导、统一指挥,做出处理突发公共卫生事件的重大决策。特别重大突发公共卫生事件应急指挥部成员单位根据突发公共卫生事件的性质和应急处理的需要确定。省级突发公共卫生事件应急指挥部由省级人民政府有关部门组成,实行属地管理的原则,省级人民政府统一负责对本行政区域内突发公共卫生事件应急处理的协调和指挥,做出处理本行政区域内突发公共卫生事件的决策,决定要采取的措施。

卫生部门负责组织制订突发公共卫生事件防治技术方案;统一组织实施应急医疗救治工作和各项预防控制措施,并进行检查、督导;根据预防控制工作需要,依法提出隔离、封锁有关地区,将有关疾病列入法定管理传染病等建议;制定突发公共卫生事件信息发布标准,授权对外及时发布突发公共卫生事件信息;负责组织全社会开展爱国卫生运动。

（三）其他突发公共事件医疗卫生救援应急组织机构

各级卫生行政部门要在同级人民政府或突发公共事件应急指挥机构的统一领导和指挥下，与有关部门密切配合、协调一致，共同应对突发公共事件，做好突发公共事件的应急医疗卫生救援工作。

医疗卫生救援应急组织机构包括各级卫生行政部门成立的医疗卫生救援领导小组、专家组和医疗卫生救援机构（指各级各类医疗卫生机构，包括医疗急救中心/站、综合医院、专科医院、化学中毒和核辐射事故专业医疗救治机构、疾病预防控制机构和卫生监督机构）、现场医疗卫生救援指挥部。

（四）卫生行政部门在卫生应急工作中的职责

组织医疗机构、疾病预防控制机构和卫生监督机构开展突发公共卫生事件的调查与处理和其他突发公共事件的应急医疗卫生救援工作；组织突发公共卫生事件专家咨询委员会对突发公共卫生事件进行评估，提出启动突发公共卫生事件应急处理的级别；采取应急控制措施、督导检查和发布信息与通报突发公共卫生事件的信息或公告等。

（五）卫生应急日常管理机构主要职能

（1）依法组织协调有关突发公共卫生事件应急处理工作；负责突发公共卫生事件应急处理相关法律法规的起草、修订和实施工作；按照同级政府的要求，组织拟订有关突发公共卫生事件应急处理的方针、政策和措施。

（2）组织制订、修订重大传染病疫情、群体性不明原因疾病、重大食物中毒和职业中毒以及其他严重影响公众健康的突发公共卫生事件的应急预案，报同级政府批准，并按照规定向社会公布；组织和指导突发公共卫生事件应急预案的培训和实施；建立并完善突发公共卫生事件监测和预警系统，组织指导各级各类医疗卫生机构开展突发公共卫生事件的监测，并及时分析，做出预警。

（3）组织公共卫生和医疗救助专业人员进行有关突发公共卫生事件应急知识和处理技术的培训，组织和指导医疗机构、疾病预防控制机构和卫生监督机构开展突发公共卫生事件应急演练；提出卫生应急物资储备目录，与有关部门协调建立卫生应急物资储备的管理制度；承办救灾、反恐、中毒、放射事故等重大安全事件中涉及公共卫生问题的组织协调工作，组织开展突发重大人员伤亡事件的紧急医疗救护工作。

（六）应急处理专业技术机构的职能

各级各类医疗卫生机构是突发公共卫生事件应急处理的专业技术机构，要结合本单位职责开展专业技术人员处理突发公共卫生事件（以下简称突发事件）能力培训，提高快速应对能力和技术水平。发生突发事件后，医疗卫生机构要服从卫生行政部门的统一指挥和安排,开展应急处理工作。

1. 疾病预防控制机构的职能

疾病预防控制机构是实施政府卫生防病职能的专业机构,是在政府卫生行政部门领导下,组织实施卫生防病工作的技术保障部门。在预防和处置突发事件中,依照法律法规的规定,主要负责突发事件报告,现场流行病学调查处理(包括对有关人员采取观察和隔离措施,采集病人和环境标本,环境和物品的卫生学处理等),开展病因现场快速检测和实验室检测,加强疾病和健康监测。

(1) 突发事件信息报告。国家、省、市(地)、县级疾病预防控制机构做好突发事件的信息收集、报告与分析工作。按照属地化管理原则,地方疾病预防控制机构负责对行政辖区内的突发事件进行监测、信息报告与管理;设置专门的举报、咨询热线电话,接受突发事件的报告、咨询和监督;健全和完善应急报告网络和制度。

(2) 现场流行病学调查。疾病预防控制机构负责突发事件的现场流行病学调查。专业人员到达现场后,须尽快制订流行病学调查计划和方案,对突发事件的发生原因、受累人群的发病情况、分布特点进行调查分析,提出并实施有针对性的现场预防控制措施。

(3) 病因现场快速检测和实验室检测。按有关技术规范,采集适量的病人和环境标本,送实验室检测,查找致病原因。

(4) 医学观察。各级疾病预防控制机构应当根据突发事件应急处理的需要,提出对重点受累人群采取医学观察等预防控制措施的意见或建议。

(5) 公共卫生信息网建设与维护。按照突发事件监测和预警系统设置的要求,配置必需的设施和设备,建立和完善信息的报告、存储、分析、利用和反馈系统;确保日常监测和预警工作的正常运行。

(6) 技术和业务培训。国家疾病预防控制机构具体负责全国省级疾病预防控制机构突发事件应急处理专业技术人员的应急培训;各省级疾病预防控制机构负责县级及以上疾病预防控制机构专业技术人员的培训工作,同时对辖区内医院和下级疾病预防控制机构疫情报告和信息网络管理工作进行技术指导。

2. 卫生监督机构的职能

卫生监督机构是卫生行政部门执行公共卫生法律法规的机构,在预防和处置突发事件中,依照法律法规的规定,协助地方卫生行政部门对事件发生地区的食品卫生、环境卫生以及医疗卫生机构的疫情报告、医疗救治、传染病防治等进行卫生监督和执法稽查,履行公共卫生监督职责。

（1）依据《突发公共卫生事件应急条例》和有关法律法规,协助卫生行政部门调查处理突发事件应急工作中的违法行为。

（2）在卫生行政部门的领导下,开展对医疗机构、疾病预防控制机构突发事件应急处理各项措施落实情况的督导、检查。

（3）依照法律、行政法规的规定,做好公共卫生监督管理工作,防范突发事件的发生。

（4）建立完善的卫生监督统计报告及其管理系统,规范化地收集各级疾病预防控制机构、医疗机构和管理相对应的各类监督监测、卫生检测、疾病报告等原始资料,用现代化手段整理分析,形成反馈信息,为政府和卫生行政部门提供准确的信息。

（5）适时组织演练,不断补充完善演练方案,并开展日常的监测和预警工作。

3. 医疗救援机构的职能

医疗救援机构主要负责病人的现场抢救、运送、诊断、治疗,医院内感染控制,检测样本采集,配合进行病人的流行病学调查。

（1）各级各类医疗机构承担责任范围内突发事件和传染病疫情监测报告任务。建立突发事件和传染病疫情监测报告制度,指定专门的部门和人员,负责报告信息的收发、核对和登记,加强对监测报告工作的监督和管理。

（2）按照突发事件应急预案制订医疗救治方案,配备相应的医疗救治药物、技术、设备和人员,在突发事件发生后,服从统一指挥和调度,保证突发事件中致病、致伤人员的现场救治、及时转运和有效治疗。

（3）对因突发事件致病的人员提供医疗救护和现场救援。开展病人接诊、收治和转运工作,实行重症和普通病人分别管理,对疑似病人及时排除或确诊。重大中毒事件,按照现场救援、病人转运、后续治疗相结合的原则进行。

（4）协助疾病预防控制机构人员开展标本的采集、流行病学调查工作。

（5）做好医院内现场控制、消毒隔离、个人防护、医疗垃圾和污水处理工作等。

（七）基层医疗卫生机构的主要职责

1. 传染病疫情和突发公共卫生事件风险管理

在疾病预防控制机构和其他专业机构指导下,协助开展传染病疫情和突发公共卫生事件风险排查、收集和提供风险信息,参与风险评估和应急预案制(修)订。

2. 传染病和突发公共卫生事件的发现、登记

基层医疗卫生机构应规范填写门诊日志、入/出院登记本、X线检查和实

验室检测结果登记本。首诊医生在诊疗过程中发现传染病病人及疑似病人后，按要求填写《中华人民共和国传染病报告卡》；如发现或怀疑为突发公共卫生事件，按要求填写《突发公共卫生事件相关信息报告卡》。

3. 传染病和突发公共卫生事件相关信息报告

（1）报告程序与方式。具备网络直报条件的机构，在规定时间内进行传染病和（或）突发公共卫生事件相关信息的网络直报；不具备网络直报条件的，按相关要求通过电话、传真等方式进行报告，同时向辖区县级疾病预防控制机构报送《传染病报告卡》和（或）《突发公共卫生事件相关信息报告卡》。

（2）报告时限。发现甲类传染病和乙类传染病中的肺炭疽、传染性非典型肺炎、脊髓灰质炎、人感染高致病性禽流感病人或疑似病人，或发现其他传染病、不明原因疾病暴发和突发公共卫生事件相关信息时，应按有关要求于2小时内报告。发现其他乙、丙类传染病病人、疑似病人和规定报告的传染病病原体携带者，应于24小时内报告。

（3）订正报告和补报。发现报告错误，或报告病例转归或诊断情况发生变化时，应及时对《传染病报告卡》和（或）《突发公共卫生事件相关信息报告卡》等进行订正；对漏报的传染病病例和突发公共卫生事件，应及时进行补报。

4. 传染病和突发公共卫生事件的处理

（1）病人医疗救治和管理。按照有关规范要求，对传染病病人、疑似病人采取隔离、医学观察等措施，对突发公共卫生事件伤者进行急救，及时转诊，书写医学记录及其他有关资料并妥善保管。

（2）传染病密切接触者和健康危害暴露人员的管理。协助开展传染病接触者或其他健康危害暴露人员的追踪、查找，对集中或居家医学观察者提供必要的基本医疗和预防服务。

（3）流行病学调查。协助对本辖区病人、疑似病人和突发公共卫生事件开展流行病学调查，收集和提供病人、密切接触者、其他健康危害暴露人员的相关信息。

（4）疫点疫区处理。做好医疗机构内现场控制、消毒隔离、个人防护、医疗垃圾和污水的处理工作。协助对被污染的场所进行卫生处理，开展杀虫、灭鼠等工作。

（5）应急接种和预防性服药。协助开展应急接种、预防性服药、应急药品和防护用品分发等工作，并提供指导。

（6）宣传教育。根据辖区传染病和突发公共卫生事件的性质和特点，开展相关知识技能和法律法规的宣传教育。

基层医疗卫生机构除承担上述四项职责外,还应协助上级专业防治机构做好结核病和艾滋病患者的宣传、指导服务以及非住院病人的治疗管理工作。相关技术要求参照有关规定。

二、我国突发公共卫生事件应急管理法制建设

回顾我国应对突发公共卫生事件法律制度的建立,是从对传染病的预防控制开始,从卫生检疫和传染病预防控制等公共卫生法制建设的发展中建立起来的。

(一)卫生检疫法制的发展与突发公共卫生事件法律制度的建立

1873年,我国在上海和厦门始创最早的海港检疫。当时,东南亚一些国家流行天花、鼠疫、霍乱等烈性传染病,不断威胁我国沿海。1926年,中国参加了由国联卫生组织、国联公共卫生局、泛美卫生局三个卫生组织在巴黎召开的有50多个国家参加的第13次国际卫生会议,规定了鼠疫、霍乱、黄热病、天花和斑疹伤寒为检疫传染病。这是第二次世界大战前比较完整的一个国际卫生公约。

中华人民共和国成立以后,卫生部设立了检疫科,接管了全国的17个检疫所。1950年,卫生部公布《交通卫生检疫暂行办法》,将鼠疫、霍乱、天花、黄热病、流行性脑炎、鹦鹉热、雅司病、麻风、炭疽病列为检疫传染病。1979年,卫生部、交通部发布《国际航行船舶试行电讯卫生检疫规定》。1985年,经国务院批准,铁道部、卫生部联合发布《铁路交通检疫管理办法》。1986年,《中华人民共和国国境卫生检疫法》发布。1998年,国务院批准发布《国内交通卫生检疫条例》。1999年,《国内交通卫生检疫条例实施方案》由卫生部、铁道部、交通部、民航总局联合发布。

为了控制检疫传染病借交通工具及其承运人员、物资的传播,阻止传染病从国外传入和从国内传出,我国卫生检疫工作沿着法制管理的轨道在不断完善和发展。

(二)公共卫生法制建设的发展与突发公共卫生事件法律制度的建立

在20世纪70年代以后颁布实施的一些卫生法律、法规和规章中,突发公共卫生事件应急处理机制应运而生。据初步统计,我国目前已制定涉及突发事件应对的法律30多条、行政法规30多件、部门规章50多件。其中,重要的卫生法律5件、行政法规7件、部门规章10多件。

1978年国务院批准颁布的《急性传染病管理条例》,1989年颁布的《中华人民共和国传染病防治法》(下称《传染病防治法》),用于传染病暴发、流行重大疫情的预防、控制;1980年颁布的《中华人民共和国食品卫生法(试行)》和

1995年修订的《中华人民共和国食品卫生法》(下称《食品卫生法》),用于对食物中毒的预防、控制;1998年颁布实施的《中华人民共和国职业医师法》(下称《职业医师法》)规定了在严重威胁人民生命健康的紧急情况时对医务人员的调遣;2001年颁布实施的《中华人民共和国职业病防治法》(下称《职业病防治法》)规定了发生紧急性职业危害事故采取紧急救援措施;1989年颁布实施的《放射性同位素与射线装置放射防护条例》和2001年颁布实施的《放射事故管理条例》规定了发生放射事故采取防护措施;2004年国务院发布了《病原微生物实验室安全管理条例》(下称《生物安全条例》),对传染病菌种、毒种和传染病检测样本的采集、保藏、携带、运输和使用实行分类管理,为建立健全严格的管理制度做了明确的规定等。

《传染病防治法》是2003年抗击SARS适用的一部最重要的法律。1989年颁布实施,2004年修订。《传染病防治法》进一步明确了控制发生传染病暴发、流行所采取的控制措施是行政措施,是政府行为,更是及时有效控制疫情蔓延的有力保障。其中特别明确了政府领导防治工作,这是我国公共卫生立法的一大进步。

制定《突发公共卫生事件应急条例》(下称《应急条例》),是2003年我国同SARS做斗争的关键时刻,国务院做出的重大决策。《应急条例》是依据《传染病防治法》及其有关法律紧急制定的一部行政法规。2007年发布实施的《突发事件应对法》使我国应对突发公共卫生事件有了国家层面的法律依据。

第三节　突发事件公共卫生应急机制建设

应急管理机制可被定义为:涵盖了事前、事发、事中和事后的突发事件应对全过程中各种系统化、制度化、程序化、规范化和理论化的方法与措施。具体而言,应急管理机制的内容如下:第一,是在总结、积累应急管理实践经验的基础上形成的制度化成果,是对政府在长期应急实践中使用的各种有效方法、手段和措施的总结和提炼,经过实践检验证明有效,并在实践中不断健全和完善,是适用于各种具体突发事件的管理而又凌驾于具体突发事件管理之上的普遍方法,一般要依靠多种方式、方法的集成而起作用。第二,其实质内涵是一组建立在相关法律、法规和部门规章之上的政府应急工作流程体系,能展现出突发事件管理系统中组织之间及其内部相互作用的关系,而外在形式则体现为政府管理突发事件的职责与能力。第三,从运作流程来看,以应急管理全过程为主线,涵盖事前、事发、事中和事后各个阶段,包括预防与应急准备、监测与预警、应急处置与救援、恢复与重建等多个环节。

在《突发事件应对法》与《国家突发公共事件总体应急预案》等相应法律、法规和文件的整体框架下,应急管理机制的整体框架要以应急管理全过程为主线,涵盖事前、事发、事中和事后各个阶段,主要包括预防与应急准备、监测预警、应急处置与救援、恢复与重建等多个环节(见图1-2)。

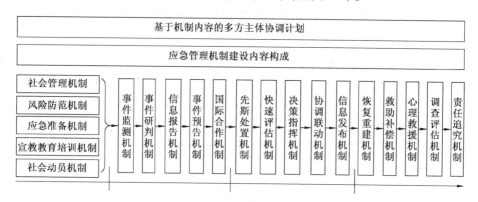

图1-2 全流程应急管理中机制建设的主要内容

重点加强建设的相关机制主要包括:(1)风险评估机制,尤其是巨灾的风险评估机制;(2)对基础设施与关键资源的保护机制;(3)协调联动机制,尤其是军地协调机制;(4)高效的决策指挥机制,重点加强并突出"战略决策—战役指挥—战术执行"的应急决策层级与处置原则;(5)第三方评估机制,充分发挥人大和专家等第三方评估力量的作用,重点关注对问题和教训的总结,通过有效评估机制的实施反过来促进体制、机制和法制的建设;(6)问责机制。

第四节 突发公共卫生应急预案体系建设

一、建立健全卫生应急预案体系

我国应急预案体系的建构是政府主导的自上而下的政策动员过程。2013年SARS事件之后,我国全方位启动应急预案体系建设。2003年12月,成立国务院办公厅应急预案工作小组,应急预案编制工作被列为国务院2004年工作重点之一。2004年,国务院办公厅印发《国务院有关部门和单位制定和修订突发公共事件应急预案框架指南》。2006年,国务院发布《国家突发公共事件总体应急预案》，该预案具有里程碑意义；同年，国务院还下发了《关于全面加强应急管理工作的意见》，全面推动《总体预案》的贯彻与实施。2007年，国务院办公厅下发《关于加强基层应急管理工作的意见》，提出完善基层应急预案体系。截至2008年年底，我国应急预案"下基层""进学校""进社区"基本完成。

二、应急预案体系架构

《突发公共卫生应急条例》明确规定："国务院卫生计生行政主管部门按照分类指导、快速反应的要求，制订全国突发事件应急预案，报请国务院批准。省、自治区、直辖市人民政府根据全国突发事件应急预案，结合本地实际情况，制订本行政区域的突发事件应急预案"。并对全国突发事件应急预案应当包括的内容进行了框定，内容主要有：突发事件应急处理指挥部的组成和相关部门的职责；突发事件的监测与预警；突发事件信息的收集、分析、报告、通报制度；突发事件应急处理技术和监测机构及其任务；突发事件的分级和应急处理工作方案；突发事件预防、现场控制，应急设施、设备、救治药品和医疗器械以及其他物资和技术的储备与调度；突发事件应急处理专业队伍的建设和培训。

为有效应对突发公共卫生事件，实行分类管理，国家卫生计生委还应根据公共卫生安全形势发展和卫生应急工作实际需要，进一步修订、补充修订重点传染病、食物中毒、救灾防病等单项应急预案。各级卫生行政部门和各级各类医疗卫生机构也要结合本地区和本单位实际制订有关卫生应急预案，明确具体责任和程序，确保突发公共卫生事件的分级管理，最终形成我国科学、完善的突发公共卫生事件应急预案体系。

三、卫生应急信息化管理

信息化是时代的要求，也是卫生应急工作科学化的发展方向。在电子政务中心信息平台的支持下，根据工作职责和当地实际，按照因地制宜、成本效益的原则，认真研究制定本地区、本部门、本单位的平台建设规划和实施方案，整合现有资源，实现软、硬件资源共享，建立早期监测、数据输送、快速预警与高效处置一体化的卫生应急处置平台，实现疾病预防控制、医疗救治、卫生监督信息系统的集成并避免重复建设。

第五节 社区应急队伍建设与应急物资管理

社区应本着预防为主、常备不懈的原则,加强卫生应急的预案、人员和物资等准备工作,尤其要重视应急队伍的组建和应急物资的储备,开展培训和演练,全面提高卫生应急处置能力和水平。

一、卫生应急队伍建设和管理

社区要按照"平战结合、因地制宜、分类管理、综合协调"的原则,根据本社区卫生应急工作的实际需要,综合组建卫生应急处置队伍,并加强培训,开展演练,提高应急队伍的实战能力和应急处置水平。

应急主要包括传染病、食物中毒、群体性不明原因疾病、核事故和突发放射事件、职业中毒和化学污染中毒等类别。应急队伍要以现场应急处置为主要任务,人员组成上要确保专业合理、来源广泛,队伍要配备必要的现场应急装备。卫生行政部门要加强卫生应急队伍的管理,定期开展培训和演练,提高应急现场处置能力。

二、开展卫生应急培训和演练

社区要按照"预防为主、平战结合、突出重点、适应需求"的原则,以检验预案、锻炼队伍、发现问题、整改提高为目的,根据本地区实际情况和工作需要,结合应急预案,采取定期和不定期相结合的形式,统一组织安排本社区突发公共卫生事件应急处理的演练。

三、卫生应急物资储备与管理

应急物资是指在事故即将发生前用于控制事故发生,或事故发生后用于疏散、抢救、抢险等应急救援的工具、物品、设备、器材、装备等一切相关物资。卫生应急物资储备以地方储备为主。

应急物资储备主要有实物储备、资金储备和生产能力储备三种形式。对较为稀缺的卫生应急物资应采用实物储备形式,经常使用的卫生应急物资可适量进行实物储备,对市场供应充足的应急物资一般可采用资金储备形式。生产能力储备是指根据卫生应急工作需要,对部分应急物质的研发和生产进行系统的规划和投入,以便在短时间内能够迅速开展大规模生产。应当充分利用资金储备和生产能力储备,合理确定实物储备的比例。

社区要根据本地辖区突发公共卫生事件的特点和应急处置的实际需要，分类提出应急物资储备目录，由财政部门保证经费并及时补充。物资储备种类包括药品、疫苗、医疗卫生设备和器材、快速检验检测技术和试剂、传染源隔离及卫生防护用品和应急设施等。

应急物资的采购入库有后期保障部采购，都必须一一填写入库清单，经验收后统一入库保管。经检验合格的应急物资，必须实行分区、分类存放和定位管理。根据库房的条件和物资的不同属性，将储存物资逐一分类，根据其保管要求、仓储设施条件及仓库实际情况，确定具体的存放区，方便抢修物资存放，减少人为差错。

应急物资的调拨应根据"先近后远，满足急需，先主后次"的原则进行，应急物品管理要建立专账，由专人管理。

第六节　社区应急文化

随着人口流动性的加大和城市化进程的加快，城市社区作为各类突发公共卫生事件和其他突发公共事件的主要发生场所，其事件的后果越发严重。各级人民政府要高度重视辖区内社区突发公共卫生事件应急管理工作，通过建立政府统一领导和指挥，街道办事处具体组织和协调，社区居委会、驻社区单位、群众组织、社会团体、企业和个人共同参与，政府各职能部门分工明确、协调一致的社区突发公共卫生事件应急管理网络和工作机制，提高国家应对突发公共卫生事件的总体水平。

定期开展社区突发公共卫生事件及影响因素的调查和隐患分析工作，做好"社区诊断"，及时发现各类风险隐患的分布和数量，制定预防控制策略和措施；普及卫生知识，提高居民自救、互救能力，开展平时演练，提高社区内各类组织和居民对突发公共卫生事件的防范意识和应对能力；落实各项防范措施，做好人员、技术、物资、设备的应急储备工作。

加强对基层卫生服务专业人员的技术培训，提高社区卫生服务专业人员对各类突发公共卫生事件的识别能力，发挥社区卫生服务综合、连续、可及和贴近居民生活的优势，做到早发现、早报告；加强社区突发公共卫生事件信息系统建设，充分发挥社区卫生组织在突发公共卫生事件监测、报告系统中的网络功能；普及法律知识，加强执法监督，保证各类突发公共卫生事件应急处理措施依法得到严格执行。

明确专业防控机构在突发公共卫生事件应急处理中的主导作用和社区

组织的职责分工,发挥社区优势,广泛动员社区的各种力量,积极配合、协助专业防控机构开展突发公共卫生事件的应急处理工作;强调突发公共卫生事件属地管理的原则,实现条块间的有机结合。

　　建立城乡社区卫生应急志愿者队伍。在努力构建和谐社会的今天,创建安定有序的和谐社区是每一个社区居民的职责。在通过宣传教育提高居民卫生应急意识和自救互救能力的同时,要大力倡导社区居民参与到卫生应急工作中来。同时,可以在社区管理组织的领导下,成立社区志愿者队伍。这也是世界上先进国家比较成功的做法。要宣传、教育、引导那些热心公益事业、有一定能力、素养较高的社区居民加入志愿者队伍中来。卫生应急志愿者主要承担卫生应急知识社区宣教、联系地区内医疗卫生机构、报告和举报社区内突发公共卫生事件、在专业人士指导下参与社区内突发公共卫生事件的卫生应急处置等工作。

第二章

灾难危机中的卫生应急风险管理

突发公共卫生事件复杂多变，其发生的时间、地点、类别等都不可预测，一旦发生后，进展迅速，短时间内就有可能造成大量的人员伤亡和严重的财产损失。因此，做好充分的卫生应急准备和建立灵敏的时间监测预警系统和完善的事件报告系统，是卫生应急工作的基础。事件发生后，各级人民政府及其卫生行政部门应当立即按照事件级别进行分级响应，并与相关部门协调合作，整合社会各方面资源，共同参与应急处理工作，才能最大限度地避免事件对人民生命安全的威胁和减轻事件对社会、经济造成的损失。

基层社区应在县（区）疾病预防控制中心和其他专业机构指导下，协助开展突发公共卫生事件风险排查、收集和提供风险信息，参与风险评估和应急预案制（修）订等工作。

第一节 突发公共卫生事件监测

开展突发公共卫生事件监测预警工作，对阐明已知疾病流行状况、发现新的疾病、明确未知疾病的病因、帮助政府决策和有针对性地对公众进行防范突发公共卫生事件的宣传，及时控制突发公共卫生事件的发生和发展，都有着重要的意义。

一、突发公共卫生事件监测

突发公共卫生事件监测是指长期、连续、系统地收集疾病与健康相关事件、危险因素的信息资料。突发公共卫生事件包括突发的、直接关系公众健康和社会安全的公共卫生事件，如重大传染病疫情、危害严重的中毒事件、影响公共安全的放射性物质泄漏事件、自然灾害引发的疫情、群体性不明原因疾病以及其他严重影响公众健康的事件。对信息资料进行核对后，分析疾病和健康相关事件及其相关危险因素的分布与动态变化，并及时将这些信息反馈给卫生行政部门、信息提供者以及其他一切应当知道的人，以便及时采取干预措施。

国家建立统一的突发公共卫生事件监测、预警与报告网络体系，包括法定传染病和突发公共卫生事件监测报告网络、症状监测网络、实验室监测网络、出入境口岸卫生检疫、监测网络以及全国统一的举报电话等。各级医疗、疾病预防控制、卫生监督和出入境检疫机构应负责突发公共卫生事件的日常监测工作。

各级人民政府的卫生行政部门应按照国家统一规定和要求，结合实际，组织开展重点传染病、突发公共卫生事件的主动监测，如自然疫源性疾病疫情监测、自然灾害地区的重点传染病和卫生事件监测、主要症状和重点疾病的医院哨点监测等。

（一）突发公共卫生事件监测的信息来源

1. 卫生系统内的信息

（1）各类疾病与公共卫生监测信息系统。目前，我国的监测系统主要分为两大类，一类是疾病监测系统，另一类是健康危害因素监测系统。

（2）行政部门领导指示与部门之间信息交流。各地发现的突发公共卫生事件往往先通过行政报告渠道由基层直接报到最高行政部门或其他行政部门，然后通过行政部门领导批示的方式反馈到卫生行政部门，并进行不同行政部门之间的沟通。

2. 外部信息

（1）社会举报。社会各界可通过"12320"卫生热线，或卫生行政部门设立的报告专线，或举报电话向卫生部门报告突发公共卫生事件，这类报告属于事件的初步报告，这类信息的报告人多为社区群众。因此，需由突发公共卫生事件专门的监测机构对报告事件进行识别，确认后再进行正式报告。

（2）媒体报告。通过广播、电视、互联网络等新闻媒体报道突发公共卫生事件。这类报告事件属于媒体对"社会举报"的信息进行主动采访，调查的结果由于报告人专业背景的局限性，该类报告的信息多具有一定的主观判断因素。因此，必须由突发公共卫生事件专门监测机构对报告事件进行识别，确认后再进行正式报告。

(3) 国际通报。这类信息主要来源于世界卫生组织（WHO）或国与国之间信息交流，常为旅游目的地发生疫情或突发公共卫生事件的公告或信息通报。该类信息主要是国家之间的信息交流，或单方面通报本国或他国的疫情。这类信息应根据国家相关的政策或决策进行处理。

二、突发公共卫生事件信息报告的管理

加强突发公共卫生事件信息报告的管理，是保障突发公共卫生事件监测系统有效运行的主要手段，也是各级政府和卫生行政部门及时掌握突发公共卫生事件信息、提高处置速度和效能的保证。

（一）组织机构的管理

突发公共卫生事件监测与报告信息的管理应遵循"网络直报，分层管理，逐级审阅，分级处置"的原则。县以上各级人民政府卫生行政部门对报告的突发公共卫生信息实施监督、管理、建档。各地疾病预防控制机构作为突发公共卫生信息监测与管理的归口单位，具体承担突发公共卫生事件信息的日常监测工作。

县级以上各级人民政府卫生行政部门应设置专门的报告、举报电话，接受社会各界的突发公共卫生事件报告、咨询和监督，并指定专门的部门或机构或配备专职人员收集、核实、分析辖区内各种来源的突发公共卫生事件信息。

（二）监测信息的归口管理

按照属地化管理的原则，各级人民政府卫生行政部门接到原始的或未确认的突发公共卫生事件报告时，应按照报告事件的类别，指定响应的机构或部门调查核实确认后，由事件调查单位通过计算机网络报告。

各级卫生行政部门指定的疾病预防控制、医疗机构负责当地的突发公共卫生事件的常规监测，发现符合突发公共卫生事件预警指标的事件时，应及时向当地卫生行政部门报告，经核实确认后，由属地的县级信息归口部门进行网络直报，并报告上一级信息归口单位。上一级监测管理机构按照突发公共卫生事件分级分类管理的原则，对事件进行调查、核实和处理。

确认后的突发公共卫生事件，应按有关要求，及时进行事件的进程报告，直至结案。

（三）监测信息的收集、报告

县级以上各级信息归口部门接到监测信息报告后，应逐级及时审核信息，确保信息的准确性，并汇总、统计和分析，按照有关规定报告本级人民政府的卫生行政部门。

1. 原始信息

县级以上卫生行政部门指定专门的部门或机构（如"12320"卫生热线）收集公众、单位及新闻媒体发现的突发公共卫生事件报告。

2. 监测信息

各类监测机构在常规的监测活动中，收集和分析已知疾病或不明原因及其相关因素在不同地域、不同时间、不同特征人群中的分布及动态变化、异常情况或聚集性情况。如发现达到突发公共卫生事件预警指标，可通过电话、传真或网络向属地卫生行政部门或其指定机构报告。

3. 事件信息

任何单位和个人都有权向国务院卫生行政部门、地方各级人民政府及其有关部门报告突发公共卫生事件及其隐患。责任报告人和责任报告单位可通过网络直报等方式进行报告，由卫生行政部门指定的机构或部门对通过网络报告的事件进行信息确认。

4. 涉密信息

涉及国家安全的突发公共卫生事件，按国家有关规定的方式报告。

（四）突发公共卫生事件的责任报告

1. 责任报告单位和责任报告人

（1）责任报告单位：县级以上各级人民政府卫生行政部门指定的突发公共卫生事件监测机构（如"12320"卫生热线）；各级、各类医疗卫生机构；卫生行政部门；县级以上地方人民政府；其他有关单位，主要包括发生公共卫生事件的单位、与群众健康和卫生保健工作密切相关的机构，如检验检疫机构、食品、药品监督管理机构、环境保护、监测机构、教育机构等。

（2）责任报告人：执行职务的各级各类医疗卫生机构的工作人员、个体开业医生。

① 报告时限和程序

突发公共卫生事件监测机构、医疗卫生机构及有关单位发现突发公共卫生事件后，应在2小时内向所在地区县（区）级人民政府的卫生行政部门报告。

卫生行政部门在接到突发公共卫生事件报告后，应在2小时内向同级人民政府报告，同时向上级人民政府卫生行政部门报告，并应立即组织进行现场调查，确认事件的性质，及时采取措施随时报告事件态势。

各级人民政府应在接到事件报告后的2小时内向上一级人民政府报告。对可能造成重大社会影响的突发公共卫生事件，省级以下地方人民政府卫生行政部门可直接上报国务院卫生行政部门。省级人民政府在接到报告后的1

小时内,应向国务院卫生行政部门报告。国务院卫生行政部门接到报告后应立即向国务院报告。

发生突发公共卫生事件的省、市、县级卫生行政部门,应视事件性质、波及范围等情况,及时与邻近省、市、县之间互通信息。

② 报告内容

突发公共卫生事件报告分为首次报告、进程报告和结案报告。应根据事件的严重程度、事态发展、控制情况,及时报告事件的进程,内容包括事件基本信息和事件分类信息两部分。不同类别的突发公共卫生事件应分别填写基本信息报表和相应类别的事件分类信息报表。

首次报告尚未调查确认的突发公共卫生事件或可能存在隐患的事件相关信息,应说明信息来源、波及范围、事件性质的初步判定及拟采取的措施。

经调查确认的突发公共卫生事件报告应包括事件性质、波及范围(分布)、危害程度、势态评估、控制措施等内容。

③ 突发公共卫生事件的网络直报

各级各类医疗卫生机构可通过《中国突发公共卫生事件信息报告管理系统》网上直接报告突发公共卫生事件,以提高报告的及时性。县级及以上各级疾病预防控制机构接到事件报告后,应逐级及时审核信息,确保信息的准确性,并进行汇总、统计和分析,按照有关规定向同级人民政府卫生行政部门报告。

(五) 信息监控、分析与反馈

(1) 各级信息归口部门对突发事件的分析结果应以定期简报或专题报告等形式向上级信息归口部门及同级卫生行政部门报告。较大级别以上的突发公共卫生事件应随时进行专题分析,并上报同级卫生行政部门及上一级信息归口部门,同时反馈到下一级卫生行政部门和信息归口部门,必要时应通报周边地区的相关部门和机构。

(2) 各级卫生行政部门应加强与各级突发公共卫生事件监测机构的信息反馈与交流,充分利用信息资源为突发公共卫生事件的处置服务。

(3) 发生突发公共卫生事件的相邻地区卫生行政部门应定期交换相关事件信息,较大级别以上的突发公共卫生事件应随时互相进行通报。

(六) 信息网络建设及技术保障

国家应建立全国统一的突发公共卫生事件监测、报告、决策指挥系统和技术平台,承担突发公共卫生事件常规监测及相关信息的收集、处理、分析、发布和传递等。信息系统应覆盖全国各省(自治区、直辖市)、市(地)、县(区)乡(镇)街道)。国家卫生计生委负责全国信息网络建设,各级人民政府卫生行政部门负责本行政区域的信息网络建设。

应在充分利用现有资源的基础上，建设医疗救治信息网络，实现卫生行政部门、医疗救治机构、疾病预防控制机构之间的信息共享。

第二节　突发事件公共卫生风险评估

近年来，公共卫生事件、自然灾害、事故灾难、社会安全事件等各类突发事件频发，对公共卫生安全构成严重威胁，卫生应急管理和决策的复杂性和难度日益增加。风险评估是卫生应急管理的重要环节。及早发现、识别和评估突发事件公共卫生风险，对有效防范和应对突发公共卫生事件具有重要意义。

风险评估的主要任务包括识别各种风险、评估风险概率和可能带来的负面影响、确定对象承受风险的能力、确定风险消减和控制的优先等级与推荐风险消减对策。

一、风险评估常用方法

风险评估的方法主要指评估过程中所使用的分析方法。风险评估分析方法具有不同的分类方法，按照评估的基础分为基于知识的分析方法、基于模型的分析方法；根据评估过程中评价、赋值方法的不同，可分为定量分析方法、定性分析方法以及定量与定性相结合的分析方法。

公共卫生风险评估是在风险管理框架下对公共卫生相关信息进行的风险识别、风险分析和风险评价。通常由两方面组成：(1) 风险识别与特征描述；(2) 与暴露相关的风险分析与评价。在一次事件中，风险评估常常是一个循序渐进的过程，而非一次性活动。目前，世界卫生组织提出通过基于事件的监控和基于指标的监控，建立风险评估体系，提高风险评估能力。

突发公共卫生事件风险评估通常采用定量分析、定性分析以及定量与定性相结合的分析方法。在突发事件公共卫生风险评估工作中，常用的分析方法如下。

(一) 专家会商法

专家会商法是指通过专家集体讨论的形式进行评估。该评估方法依据风险评估的基本理论和常用步骤，主要由参与会商的专家根据评估的内容及相关信息，结合自身的知识和经验进行充分讨论，提出风险评估的相关意见和建议。会商组织者根据专家意见进行归纳整理，形成风险评估报告。

该方法的优点是组织实施相对简单、快速,不同专家可以充分交换意见,评估时考虑的内容可能更加全面。但意见和结论容易受到少数"权威"专家的影响,参与评估的专家不同,得出的结果也可能会有所不同。

(二)德尔菲法

德尔菲法是指按照确定的风险评估逻辑框架,采用专家独立发表意见的方式,使用统一问卷,进行多轮次专家调查,经过反复征询、归纳和修改,最后汇总成专家基本一致的看法作为风险评估的结果。

该方法的优点是专家意见相对独立,参与评估的专家专业领域较为广泛,所受时空限制较小,结论较可靠。但准备过程较复杂,评估周期较长,所需人力、物力较大。

(三)风险矩阵法

风险矩阵法是指由有经验的专家对确定的风险因素的发生可能性和后果的严重性,采用定量与定性相结合的分析方法,进行量化评分,将评分结果列入二维矩阵表中进行计算,最终得出风险发生的可能性、后果的严重性,并最终确定风险等级。

该方法的优点是量化风险,可同时对多种风险进行系统评估,比较不同风险的等级,便于决策者使用。但要求被评估的风险因素相对确定,参与评估的专家对风险因素的了解程度较高,参与评估的人员必须达到一定的数量。

(四)分析流程图法

分析流程图法是指通过建立风险评估的逻辑分析框架,采用层次逻辑判断的方法,将评估对象可能呈现的各种情形进行恰当的分类,针对每一类情形,梳理风险要素,逐层对风险要素进行测量和判别,分析评估对象或情形的发生可能性和后果的严重性,最终形成风险评估的结果。

该方法的优点是:预先将不同类型事件的相关风险因素纳入分析判别流程,分析过程逻辑性较强;一旦形成逻辑框架,易使参与人员的思路统一,便于达成评估意见。但该方法在形成分析判别流程时,需要较强的专业能力和逻辑思维能力。

二、风险评估的形式

根据卫生应急管理工作的实际需要,将风险评估分为日常风险评估和专题风险评估两种形式。

(一)日常风险评估

日常风险评估主要是对常规收集的各类突发公共卫生事件相关信息进行分析,通过专家会商等方法识别潜在的突发公共卫生事件或突发事件公共卫生威胁，进行初步、快速的风险分析和评价，并提出风险管理建议。根据需要确定专题风险评估的议题。

所述日常风险评估主要指定期开展的风险评估，目前主要指月度风险评估。随着风险评估工作的不断推进，应逐步增加评估频次。在条件允许的情况下，应每日或随时对日常监测到的突发公共卫生事件及其相关信息开展风险评估。这种风险评估形式简单，可采用小范围的圆桌会议或电视电话会商等形式。评估结果应整合到日常疫情及突发公共卫生事件监测数据分析报告中。当评估发现可能有重要公共卫生意义的事件或相关信息时，应立即开展专题风险评估。

（二）专题风险评估

专题风险评估主要是针对国内外重要突发公共卫生事件、大型活动、自然灾害和事故灾难等开展全面、深入的专项公共卫生风险评估。专题风险评估可根据相关信息的获取及其变化情况、风险持续时间等，于事前、事中、事后不同阶段动态开展。每次风险评估根据可利用的时间、可获得的信息和资源以及主要评估目的等因素，选择不同的评估方法。具体情形包括以下三种：

1. 突发公共卫生事件

（1）国外发生的可能对我国造成公共卫生危害的突发公共卫生事件；

（2）国内发生的可能对本辖区造成公共卫生危害的突发公共卫生事件；

（3）日常风险评估中发现的可能导致重大突发公共卫生事件的风险。

此类评估可根据事件特点、信息获取情况等在事件发生和发展的不同阶段动态开展。

2. 大型活动

（1）多个国家或省市参与、持续时间较长的大规模人群聚集活动，如大型运动会、商贸洽谈会及展览会等。

（2）主办方或所在地人民政府要求评估的大型活动。

此类评估可在活动准备和举办的不同阶段动态开展。

3. 自然灾害和事故灾难

在重大自然灾害预报后，或重大自然灾害及事故灾难等发生后，应对灾害或灾难可能引发的原生、次生和衍生的公共卫生危害及时进行风险评估。

此类评估可根据需要在灾害（灾难）发生前或发生后的不同阶段动态开展。

第三节 突发公共卫生事件预警

预防和控制突发公共卫生事件的关键是及时发现突发事件发生的先兆，迅速采取相应措施，将突发事件控制在萌芽状态。建立突发公共卫生事件的预警机制就是以监测为基础，以数据库为条件，采取综合评价手段，建立信息交换和发布机制，及时发现事件的苗头，发布预警，快速做出反应，达到控制事件蔓延的目的。各级人民政府卫生行政部门根据医疗机构、疾病预防控制机构、卫生监督机构提供的监测信息，按照突发公共卫生事件的发生、发展规律和特点，分析其对公众身心健康的危害程度及可能的发展趋势，及时做出相应级别的预警，依次用红色、橙色、黄色和蓝色表示特别重大、重大、较大和一般四个级别的预警。

一、制定监测信息的早期预警指示

各地可根据当地实际，制定适合当地情况的突发公共卫生事件最低级别的预警线指标。按照分级管理、分级响应的原则，根据突发公共卫生事件的严重性、影响区域范围、可控性、所需动用的资源等因素，设定分级预警指标。目前，预警指标按中央级、省级、地市级、县级分别设定，下级可在上一级预警阈值的基础上制定低于其上一级的预警阈值。

二、早期预警指示的敏感性

各级应通过疾病及健康相关事件的历史数据的分析，进一步验证指标的敏感性。预警指标敏感性过低，将起不到早期预警的目的；预警指标敏感性过高，会使应急响应过度，预警频繁，会产生预警疲劳，降低预警的响应性。

三、实时预警系统的实现

及时收集准确的事件及相关因素监测信息、分析信息，并报告分析结果，可及时发现异常情况或突发公共卫生事件发生的先兆及其发展变化情况，为决策部门提供指定控制策略和措施的科学依据。

第三章

常见灾难危机中的卫生应急处置

　　灾难引起的公共卫生问题主要包括以下五个方面：一是生态环境破坏。城市供电供水系统中断，道路阻塞，群众不得不喝坑水、沟水、游泳池水等不洁饮用水，并生活于露天之中。粪便、垃圾运输和污水排放系统及城市各项卫生设施普遍被破坏，造成粪便、垃圾堆积，苍蝇大量孳生。人员伤亡严重，由于受条件限制，许多尸体只能临时就地处置，在气温高、雨量多的情况下，尸体迅速腐败，产生恶臭，严重污染空气和环境。人员密集，居住拥挤，感染机会多，对传染病病人又缺乏隔离条件。二是水源污染。灾难发生后，城市集中式供水设施遭到严重破坏，泵房倒塌、管道断裂、供电与供水中断。分散式供水和农村给水有水井淤沙、井管错裂等，一般破坏程度相对较轻。厕所倒塌、粪便垃圾污物大量堆积、下水道堵塞、尸体腐败等，都能污染水源，导致饮用水水质恶化。三是食品污染。灾民居住生活环境污染严重，容易造成食品污染。缺乏清洁水、食品、炊具和餐具，灾民家庭或集体起伙做饭在灾后初期存在困难。灾民家庭缺乏食品防护设施，食品易受苍蝇、尘土等污染。剩余食品再加热条件差，饮用开水困难。四是蚊蝇等病媒生物大量孳生。灾难发生后，死亡的动物和人的尸体被掩埋在废墟下，还有大量的食物及其他有机物质。在温暖的气候条件下，这些有机成分会很快腐败，提供了蝇类易于孳生的条件。地震、洪水等造成建筑物（包括贮水建筑与输水管道）大量破坏，自来水浸溢，特别是生活污水在地面上的滞留，会成为蚊类大量孳生的环境。由于灾害造成大量的房屋破坏，一些原来鼠类不易侵入的房屋被损坏，废墟中遗留下大量的食物，使得家栖的鼠类获得了大量繁殖的条件。五是可能会发生肠道传染病、蚊媒病和食物中毒等次生事件。

　　灾难发生后，社区主要应采取的卫生防病措施是：开展灾区健康教育、受害群众的心理干预,大力开展室内外环境的消毒和病媒生物控制,强化环境卫生措施特别是粪便和尸体处理,加强饮用水和食品卫生以及灾区传染病疫情的监测和控制,不让灾害变成灾难,最大限度地减少损失。

第一节　突发传染病事件的卫生应急处置

在各类突发公共事件中,突发传染病事件是最为常见的一类,这类事件既可以独立发生,也可以紧随地震、洪涝等灾害事件发生后,成为其他公共事件的次生或衍生事件。除危害人们身体健康外,若处理不及时或者波及范围扩大,往往会引起比较严重的社会危害,造成的财产损失和人员伤亡也较大。

社区医生在突发传染病事件的应对中,常态下应做好传染病事件及其相关信息的监测、报告;应急状态时应积极协助进行患者的紧急医疗救援和转运,配合疾病控制机构落实传染病事件的应急处置工作。

一、突发传染病事件的监测

(一) 常规传染病

常规传染病疫情监测详见《社区常见传染病预防控制实用手册》。

(二) 突发传染病事件及相关信息监测

按照《突发公共卫生事件应急条例》《突发公共卫生事件与传染病疫情监测信息报告管理办法》《国家突发公共卫生事件及其相关信息报告管理工作规范》《不明原因肺炎病例监测实施方案(试行)》等法律法规及工作方案,开展日常传染病和突发公共卫生事件相关信息的监测,收集有关信息,发现突发公共卫生事件相关信息时及时按规定程序报告,有条件的可通过突发公共卫生事件管理信息系统进行网络直报。

传染病事件相关信息监测:这里的相关信息是指有发生突发公共卫生事件潜在可能的一些苗头信息,主要包括:① 发生或者可能发生传染病暴发、流行的;② 发生或者发现不明原因的群体性疾病的;③ 发生传染病菌种、毒种丢失的;④ 发生或者可能发生生活饮用水污染的;⑤ 自然灾害、人为灾害引发或可能引发的传染病突发事件的;⑥ 发生或者可能发生其他严重影响公众健康的;⑦ 传染病突发事件发生的全过程。

具体内容参照本节的《传染病突发事件的界定与判断》。

(三) 基本公共卫生监测

基本公共卫生监测是指食品卫生、环境卫生、职业卫生、放射卫生、学校卫生、妇幼卫生等方面的健康危害因素的监测,以及死亡监测、药物不良反应监测、其他与公共卫生有关事件的监测等。监测内容主要根据特定监测系统的要求,收集的信息包括辖区食品、环境、职业、放射、学校、妇幼等健康危害因素相关信息、死亡、药物不良反应以及其他与公共卫生有关事件的监测信息,填写监测报告卡(表),汇总上报至指定专业机构。有条件的可通过中国疾病预防控制信息系统进行网络直报。

(四)应急监测

在原有监测系统破坏、瘫痪的情形下,或传染病防控形势需要,可紧急建立临时性、有针对性的监测系统,收集特定监测信息,以及时了解、掌握传染病发展趋势和发病特征。

二、突发传染病事件的报告

(一)责任报告单位和责任报告人

社区(乡镇)传染病突发事件的责任报告单位主要指社区(乡镇)内的各级各类医疗卫生机构,其执行职务的医疗卫生人员、乡村医生、个体开业医生等为责任报告人。

(二)报告方式、时限和程序

发现传染病突发事件及相关信息的责任报告单位和责任报告人,应在2小时内以电话或传真等方式向属地县(市、区)级疾控机构报告,具备网络直报条件的要同时进行网络直报;不具备网络直报条件的责任报告单位和责任报告人,应采用最快的通讯方式将《突发公共卫生事件相关信息报告卡》报送属地县(市、区)级疾控机构。

(三)报告内容

传染病突发事件相关信息的报告内容宜简明准确,应包括以下要素:时间、地点、信息来源、发病人数、主要症状与体征、事件起因和性质、发生或发现的基本过程、已造成的后果、涉及的地域范围,以及事件发展趋势和已经采取的措施、下一步工作建议等。

三、传染病突发事件的界定与判断

社区医生发现下列情况,应视为传染病及其相关突发公共卫生事件,按规定程序和时限及时上报:

(1)鼠疫:发现1例及以上病例。

(2)霍乱:发现1例及以上病例。

(3)传染性非典型肺炎:发现1例及以上传染性非典型肺炎病例或疑似

病例。

（4）人感染高致病性禽流感：发现1例及以上人感染高致病性禽流感病例。

（5）炭疽：发生1例及以上肺炭疽病例；或1周内，同一学校、幼儿园、自然村寨、社区、建筑工地等集体单位发生3例及以上皮肤炭疽或肠炭疽病例；或1例及以上职业性炭疽病例。

（6）甲肝/戊肝：1周内，同一学校、幼儿园、自然村寨、社区、建筑工地等集体单位发生5例及以上甲肝/戊肝病例。

（7）伤寒（副伤寒）：1周内，同一学校、幼儿园、自然村寨、社区、建筑工地等集体单位发生5例及以上伤寒（副伤寒）病例，或出现2例及以上死亡。

（8）细菌性和阿米巴性痢疾：3天内，同一学校、幼儿园、自然村寨、社区、建筑工地等集体单位发生10例及以上细菌性和阿米巴性痢疾病例，或出现2例及以上死亡。

（9）麻疹：1周内，同一学校、幼儿园、自然村寨、社区、建筑工地等集体单位发生10例及以上麻疹病例。

（10）风疹：1周内，同一学校、幼儿园、自然村寨、社区、建筑工地等集体单位发生10例及以上风疹病例。

（11）流行性脑脊髓膜炎：3天内，同一学校、幼儿园、自然村寨、社区、建筑工地等集体单位发生3例及以上流脑病例，或者有2例及以上死亡。

（12）登革热：1周内，本地区发生5例及以上登革热病例；或首次发现病例。

（13）流行性出血热：1周内，同一自然村寨、社区、建筑工地、学校等集体单位发生5例（高发地区10例）及以上流行性出血热病例，或者死亡1例及以上。

（14）钩端螺旋体病：1周内，同一自然村寨、建筑工地等集体单位发生5例及以上钩端螺旋体病病例，或者死亡1例及以上。

（15）流行性乙型脑炎：1周内，同一乡镇、街道等发生5例及以上乙脑病例，或者死亡1例及以上。

（16）疟疾：以行政村为单位，1个月内，发现5例（高发地区10例）及以上当地感染的病例；或在近3年内无当地感染病例报告的乡镇，以行政村为单位，1个月内发现5例及以上当地感染的病例；在恶性疟流行地区，以乡（镇）为单位，1个月内发现2例及以上恶性疟死亡病例；在非恶性疟流行地区，出现输入性恶性疟继发感染病例。

（17）血吸虫病：在未控制地区，以行政村为单位，2周内发生急性血吸虫病病例10例及以上,或在同一感染地点1周内连续发生急性血吸虫病病例5例及以上;在传播控制地区,以行政村为单位,2周内发生急性血吸虫病5例及以上,或在同一感染地点1周内连续发生急性血吸虫病病例3例及以上;在传播阻断地区或非流行区,发现当地感染的病人、病牛或感染性钉螺。

（18）流感:1周内,在同一学校、幼儿园或其他集体单位发生30例及以上流感样病例,或5例及以上因流感样症状住院病例,或发生51例及以上流感样病例死亡。

（19）流行性腮腺炎:1周内,同一学校、幼儿园等集体单位发生10例及以上流行性腮腺炎病例。

（20）感染性腹泻（除霍乱、痢疾、伤寒和副伤寒以外）:1周内,同一学校、幼儿园、自然村寨、社区、建筑工地等集体单位中发生20例及以上感染性腹泻病例,或死亡1例及以上。

（21）猩红热:1周内,同一学校、幼儿园等集体单位中,发生10例及以上猩红热病例。

（22）水痘:1周内,同一学校、幼儿园等集体单位中,发生10例及以上水痘病例。

（23）输血性乙肝、丙肝、艾滋病:医疗机构、采供血机构发生3例及以上输血性乙肝、丙肝病例或疑似病例或HIV感染。

（24）新发或再发传染病:发现本地区从未发生过的传染病或发生本地近5年从未报告的或国家宣布已消灭的传染病。

（25）不明原因肺炎:发现不明原因肺炎病例。

（26）其他非法定报告的传染病（如手足口病等）:结合当地既往流行形势,参照乙、丙类传染病判断标准界定。

（27）传染病菌、毒种丢失:发生鼠疫、炭疽、非典、艾滋病、霍乱、脊髓灰质炎等菌毒种丢失事件。

（28）群体性预防接种反应:一个预防接种单位一次预防接种活动中出现群体性疑似异常反应,或发生死亡。

（29）群体预防性服药反应:一个预防服药点一次预防服药活动中出现不良反应(或心因性反应)10例及以上,或死亡1例及以上。

（30）群体性不明原因疾病:2周内,一个医疗机构或同一自然村寨、社区、建筑工地、学校等集体单位发生有相同临床症状的不明原因疾病3例及以上。

四、社区传染病突发事件应急处理

传染病事件发生后，当地社区卫生服务中心及区域医疗救援机构的执业医生应积极协助疾控机构及时采集、运送标本，开展密切接触者追踪和管理，配合进行现场流行病学调查，有针对性地开展人群健康宣教。根据不同传染病特点，落实疫点疫区的消毒等卫生处理措施，同时要注意做好个人防护。

（一）病人救治和管理

基层医疗机构对诊治的传染病病人要按照早发现、早报告、及时控制传播的原则，依据传染病防治法和有关规范要求，在第一时间对传染病病人、疑似病人采取治疗、隔离及接触者追踪与医学观察等措施，并注意妥善保管医学记录及其他传染病突发事件的应对处置资料。

1. 救治管理

对传染病病人和疑似病人应积极做好临床治疗，对诊断或疑似诊断为传染病的患者，根据传染病防控工作要求和所患传染病的传染性、危害性、传播途径，采取相应的严格隔离、接触隔离、呼吸道隔离、肠道防护或分泌物/引流液防护措施。协助疾病预防控制机构开展标本的采集、流行病学调查工作。对患者的排泄物、分泌物、可能被污染的场所、物品以及医疗废物及污水，按规定实施消毒和无害化处置。

发现甲类及按甲类管理的传染病时，对病人、病原携带者予以隔离治疗，隔离期限根据医学检查结果确定；对疑似病人，确诊前在指定场所单独隔离治疗；拒绝隔离治疗或者隔离期未满擅自脱离隔离治疗的，应报请当地卫生行政部门协调有关机构采取强制隔离治疗措施；对病人、病原携带者、疑似病人的密切接触者，在指定场所进行医学观察和采取其他必要的预防措施。发现乙类或者丙类传染病病人，应当根据病情采取必要的治疗和控制传播措施。要根据传染病的传播方式和传播能力采取单独隔离或分病种集中隔离措施。对于不明原因疾病，要采取单独隔离措施。

遇有疑似或确诊甲类及按甲类管理的传染病死亡病例，社区医疗卫生机构应协助有关部门做好尸体的卫生学处理。

2. 转诊

（1）不具备传染病救治能力或者卫生行政部门另有规定的，应当按转诊要求，及时将病人或疑似病人转诊到指定的医疗机构进行诊疗，并将病历资料复印件转至相应的医疗机构，对需要转到流出地的传染病病人做好传染病管理的交接。对于不具备转移甲类传染病人条件的社区医疗卫生机构，应通知上级医疗机构或请当地县级卫生行政部门协调派转诊车辆转运病人。

（2）转出前应当对病人进行积极救治；按有关规定，采取控制措施。

（3）转诊车辆的防护要求：需要将传染病病人或疑似传染病病人进行转诊时，应当按照传染病防控工作要求使用专用车辆。转运救护车辆车载医疗设备（包括担架）专车专用，驾驶室与车厢密封隔离，车内设专门的污染物品放置区域，配备防护用品、消毒液、快速手消毒剂。

（4）工作人员防护要求：医务人员应根据转运病人所患疾病相关防护要求，穿工作服、隔离衣、戴手套、工作帽、医用防护口罩；司机穿工作服，戴外科口罩、手套。医务人员、司机与传染病病人或疑似传染病病人接触后，要及时更换防护物品。

（5）消毒及污染物品处理：医务人员和司机的防护，车辆、医疗用品及设备消毒，污染物品处理等按照《医院感染管理办法》《消毒技术规范》及相关规定执行。

（6）在甲类和按甲类管理的乙类传染病病人、疑似传染病病人转诊中及转诊后，采取的消毒和个人防护措施应达到相应传染病消毒和防护标准。

当发生突发公共卫生事件时，要在伤情检查的基础上，根据伤情的严重程度，本着先重后轻的原则，分期分批地将不具备收治条件的病人转诊到上级医疗机构进行进一步治疗。必要时也可请求上级派临床专家协助治疗。

（二）密切接触者和健康危害暴露人员的管理

密切接触者和健康危害暴露人员是指曾接触过传染源或曾暴露于健康危害因素中，可能已感染而处于潜伏期的人，要根据接触者的免疫状态分别进行处理。在相关技术部门指导下，医疗卫生机构协助开展传染病密切接触者或其他健康危害暴露人员的追踪、查找和医学观察，对集中或居家医学观察者提供必要的基本医疗和预防服务。

对其他突发公共卫生事件等造成的健康危害，要对人群进行分类管理，并进行健康指导，及时发现病情变化，及时治疗，对居家隔离场所进行无害化处理。

1. 追踪

追踪的目的是掌握患者、密切接触者的活动路线和去向，了解潜在的疾病传播范围。

2. 医学观察

对传染病病人的密切接触者，要根据有关规定，在县级疾病预防控制机构的指导下，实行集中隔离或居家隔离，对上述人员进行定期访视，及时观察并上报访视情况。对甲类和纳入甲类管理的传染病密切接触者在隔离过程中要防止交叉感染。此外，还应对密切接触者做好健康教育和心理疏导，对其周围人员要进行防护知识指导,对居家消毒措施进行督导和指导。可根据条件和具体情形,采用上门指导、电话指导、网络视频指导等多种方式开展。

(1) 医学观察时限:该病最长潜伏期(自最后接触之日算起)。

(2) 医学观察内容:① 对甲类传染病的接触者应严格隔离或将其收留在检疫机构所指定的地点。在医学观察期同时,应限制其活动自由。② 对其他乙丙类传染病密切接触者可正常工作和学习,但必须确定专人定期随访健康状况,对必要的密切接触者采样送检,开展有针对性的健康教育,实施咨询服务。③ 应急预防接种:对潜伏期较长的传染病,其接触者可进行自动或被动的预防接种。例如,在麻疹暴发时对接触的易感儿童可接种麻疹活疫苗,对体弱儿童可接种胎盘球蛋白。④ 药物预防:对某些传染病的密切接触者在医学观察期间可采用药物预防。

(三) 现场流行病学调查

现场流行病学调查的目的是掌握传染病的流行规律,查明传染源、传播途径和疫情波及的范围,阐明流行因素,为及时制订传染病疫情控制方案提供科学依据。

社区医疗卫生机构(乡卫生院)应配合、协助各级疾病预防控制机构对本辖区病人、疑似病人和突发公共卫生事件开展流行病学调查,收集和提供病人、密切接触者、其他健康危害暴露人员的相关信息。流行病学调查实行报告地区疾病预防控制中心负责制,及时判定可能感染的地区。注意:病例的现住址或户籍所在地与报告单位所在地不同时,由病例报告地区的疾控机构进行流行病学调查,必要时与病例户籍所在地疾控机构等相关部门协同调查。

1. 散发疫情调查

当一个地区的某种传染病的发病率呈历年的一般水平,处于散发状态时,社区医疗卫生机构应配合当地县级疾病预防控制机构开展病例流行病学调查。调查的目的是核实诊断和个案调查。通过检查病例、查阅病史及核实实验室检验结果,收集疾病特征的相应信息,排除医务人员的误诊和实验室检验的差错,为明确流行自然史提供线索。

(1) 收集病人的基本情况,如年龄、性别、地址、职业以及发病日期等,对流行做出简单描述。

(2) 收集病人的症状、体征和实验室资料。在调查时,如是经水或食物传播的疾病,则要询问接触的频率、时间及性质;如疾病自然史是未知的或不能做出适当定义的,则应询问有关疾病传播以及危险因子等问题。

(3) 根据病例的临床表现、实验室检查与流行病学资料进行综合分析,做出判断。

（4）在当地医疗机构和病人居住地要开展主动搜索，发现有无其他有类似症状的病例。一旦有类似症状的其他病例明显增多，即预示着可能已经出现了流行或暴发。

（5）按照不同病种的个案调查表开展调查，并将结果报告县级疾病预防控制机构。

2. 聚集与暴发病例调查

如果发生传染病聚集性疫情，社区医疗卫生机构应初步核实，按规定的时限、程序报告所在地的县（区）疾病预防控制机构，并组织人员在疾控部门的指导下进行病例的主动搜索，开展现场流行病学调查。要了解疫情发生单位的基本情况，疫情所涉及病例的临床表现及病例的三间分布，病人的接触史、旅游史，疫情发生单位周边社区成员的发病情况等。填写流行病学调查表，统计病例的三间分布、累计病例数及现患人数。核实诊断，查明传染来源和可疑传播途径（如饮食、饮水、日常生活接触等），判断密切接触者及划定疫点、疫区范围。在规定时限内写出疫情处理初次报告。

现场调查时，应当注意调查下列情况：

（1）是否有临床症状不明显的病例，其比例是多少；

（2）是否有很重要、很明显的或临床上能提示某病的症状或体征存在；

（3）是否接触过病人或高危人群，初次调查后到以后的随访、检查或血清学检查是否能再次找到病人。

在现有临床与流行病学资料难以确定感染来源和途径时，需要提出假设，开展专项调查，通过病例-对照研究、实验室检测等综合方法，验证假设，确定感染来源、途径与流行因素。

（四）样本采集与运送

1. 病原微生物标本的采集

（1）采样时间。一般在怀疑细菌感染时，应尽量在急性发病期和使用抗生素之前采集标本，进行细菌的分离培养，否则这种标本在分离培养时要加药物拮抗剂，例如使用青霉素的要加青霉素酶，使用磺胺药的加对氨苯甲酸等。用作病毒分离和病毒抗原检测的标本，应在发病初期和急性期采样，病毒分离标本最好在发病1~2天内采取。

根据不同疾病的特点和临床表现，需要采集的标本种类、检测目的、采样时间及要求也不尽一致。例如，伤寒病人应在发病早期使用抗生素之前采血培养，在2~3周时停用抗生素2天后采粪便培养。

（2）采样容器。采集标本应使用无菌容器，一个标本一个容器。对容器的基本要求是：耐用材料制成；包装好后可防渗漏；能承受运送过程中可能发生的温度和压力变化。

(3) 采样标本的标识。采集和运送标本的容器必须有明确的能牢固粘贴的标签,标明标本的种类、原始采样容器、标本性质、数量、运送人和接收人及其联系方式、包装日期、运输日期、统一的识别编号及病人信息(姓名、性别、年龄、完整地址)、临床资料(发病日期、临床症状、治疗史、可疑的发病原因、采样前是否用抗生素)、检验目的等信息,以供检验者参考。在传染病暴发调查中,个案调查的信息应和标本同时收集,并相互符合。每个患者应有唯一的统一编号。

(4) 各种标本的采样方法。采样的基本要求是注意无菌操作,尽量避免污染。采取局部病变标本处不可用消毒剂,必要时以无菌生理盐水冲洗,拭干后再取样。尽可能采集病变明显部位的材料,如结核病人的干酪样痰液等。临床标本的采集可以分为以下两类:

① 用于细菌或病毒分离或检测抗原用的标本,如粪便、咽拭子、痰液、尿液、血液、脑脊液等。

Ⅰ. 粪便标本:应在急性腹泻期及用药前采集自然排出的粪便,挑取黏液或脓血部分,液状粪便采取絮状物1~3mL;成型粪便至少取蚕豆大小粪块(约5g),盛于灭菌容器内、保存液或增菌液后送检。也可用肛拭采样,即以无菌棉拭子用保菌液或生理盐水润湿后,插入肛门内3~5厘米,转动后取出,插入保存液或无菌试管内送检。所采取的粪便标本应尽快送检,不得超过2小时送到化验室,运送时间超过2小时者,应保存在4℃~8℃条件下送检。

Ⅱ. 咽拭子、洗漱液或痰液标本:令患者仰头张口,用压舌板压舌,将无菌棉拭子伸入口腔涂抹咽部数次后,放入2mL Hank's液试管中。洗漱液(15mL)是生理盐水(0.9%)或自配淡盐水,采集方法是:先让病人咳嗽,然后以洗漱液反复洗漱咽部1分钟,洗漱毕将液体直接吐入试管内。采取标本一般在发病的第一日采集,最迟不得超过3日。肺部感染应采取痰标本,以清晨第一口痰为最佳。

Ⅲ. 脑脊液标本:在无菌条件下由腰椎穿刺,用无菌试管收集3~5mL(做厌氧培养时标本应注入厌氧瓶内)。用于细菌培养时标本采集后应立即送检(必要时做床边接种,因脑膜炎奈瑟菌离体后迅速自溶,容易死亡),标本大多不需要运送培养基且不能冷冻。用于病毒培养时也无须运送培养基,在4℃~8℃下最多可维持48小时,更长时间需在-70℃的温度条件下保存。

Ⅳ. 血液标本:做血液病原培养时,严格用无菌穿刺法采静脉血,成人10~15mL,儿童2~5mL,婴儿0.5~2mL,移入无菌的有螺口的抗凝容器或培养瓶中送检。大多数病原体在环境温度下24小时之内送检可做血培养,如时间长,须在4℃~8℃条件下运送。

Ⅴ.尿液采集:培养细菌的关键是无菌操作并在用药前进行。主要是中段尿采集法,先用肥皂水清洗外阴部,再以无菌水洗净,一般取首次晨尿的中段尿10~20mL于无菌试管内。最好在2~3小时内送到实验室检测,否则也不要冷冻,可在4℃~8℃条件下保存运送样品。

Ⅵ.皮肤样品:在诊断不明确、表现异常等少数情况下,可能需要采集皮疹或皮肤病变标本。出现囊疱疹或脓疱疹时,可直接从囊疱或脓疱采样用于镜检或培养。怀疑皮肤炭疽或淋巴腺鼠疫时,可从病变皮肤(焦痂和腹股沟淋巴结)取样做细菌学培养。采集疱疹标本时要注意无菌操作,刺破疱囊后用无菌拭子尽量拭抹足够量的疱疹内液体。如可能,应做2张拭子玻璃涂片,放置晾干;也可直接放于病毒运送培养基。玻片干燥后放入塑料玻片盒中,在保存和运送时不能冷藏或冷冻玻片,应在室温下放在密闭容器中。

Ⅶ.尸检标本:每个标本用单独的无菌活检针,至少取1~2g感染部位标本,放入单独的用于各类医学检查项目的无菌容器中:内有固定液的无菌容器用于存放组织病理学检查的标本;内有无菌盐溶液的无菌容器用于存放免疫荧光显微镜检查的标本,内有转运培养基的无菌容器用于存放分离细菌或病毒的标本。采血需心脏穿刺;怀疑脑型疟,需取大脑皮质做涂片检测恶性疟原虫。已固定的标本可在常温下保存或运送,用于细菌培养的标本可在运送培养基中常温保存至24小时,用于病毒培养的标本在病毒运送培养基或无菌盐水中4℃~8℃条件下可保存24~48小时,长期保存最好在-70℃。如怀疑狂犬病,未固定的脑部标本应立即冷冻,可将标本固定并在常温下运送。

Ⅷ.核酸检测标本:采集咽拭子或肛拭子等用于检测核酸时,不能使用棉拭子和木质拭子棒,因为此类材料中含核酸扩增抑制剂;要使用灭菌人造纤维拭子和塑料棒。

② 用于病原抗体检测的标本通常包括血液和脑脊液。

Ⅰ.血清学诊断的标本:用于检测IgM的血清一般采于发病一个月内。用于检测IgG的血液应收集两次,第一次于发病初期(1~3天),越早越好,第二次血样一般在恢复期(第一次采血后3~4周),双份血清同时检测,只有抗体滴度有四倍以上升高时才有意义。如用于微量法试验,可用三棱针刺手指或耳垂部,再用毛细管采集,一般不少于0.3mL。采集血清标本可取10mL静脉血移入无抗凝剂的无菌螺口管,室温下静置30分钟,使之凝集,然后置冰盒中4℃~8℃条件下至少1~2小时(在此温度下可存放48~72小时)。血清标本也可在实验室低速离心(1000g,10分钟)以弃去残存血细胞。

如果能立即检测,应该在室温下24小时内尽快分离血清。如果24小时内不能送达实验室,应在运送前尽可能分离血清。血清在 4℃~8℃ 可最多保存 10 天。如果长期不检测,应冻存血清。如果在现场不能分离血清,血标本应在 4℃~8℃ 保存,未分离的血标本不能冷冻保存。

Ⅱ．脑脊液标本：具体方法同前所述。一般于出现神经症状时采集。查 IgM 只需 1 份脑脊液,而查 IgG 则需收集两次,时间间隔同前所述。

2．病原微生物标本的保存

为分离标本中的病原细菌或病毒,应选择合适的培养基和推荐保存温度。

(1) 用于分离培养细菌的标本应在运送培养基中运送并保存于合适的温度,以确保目标细菌的存活并抑制其他微生物的过度生长。除了脑脊液、尿液、唾液外,其他标本若能在 24 小时内处理,多数可存放在室温条件下,若长期保存,应存放在 4℃~8℃ 下；但一些低温敏感的细菌除外,如志贺氏菌、脑膜炎双球菌、肺炎球菌。直肠拭子或新鲜粪便拭子,若在 48 小时内检测,保存于 4℃；若在 48 小时后检测,保存于 -70℃。新鲜粪便需在采集后 2 小时内存于冰箱,一般建议尽快进行病原分离。

(2) 用于分离病毒的标本一般应放在保温容器(0℃~4℃)里,不可放置超过 2 天,应尽早送到实验室进行病毒分离。如无条件立即运送或不能立即分离病毒,应将标本冷冻保存。若长期储存,最好在 -70℃ 条件下冻存。

(3) 如怀疑是寄生虫,所取粪便中加入 10% 的甲醛和 PVA 防腐剂(充分混合),存于 4℃ 条件下；新鲜粪便可存于 -15℃ 条件下。

(4) 用于检测抗原或抗体的标本可在 4℃~8℃ 下保存 24~48 小时,在 -20℃ 下保存时间更长。检测抗体的血清可以在 4℃ 下保存约一周,最长 10 天,超过一周必须在 -20℃ 下冰冻。一定要注意避免不必要的反复冰融,所以在运送过程中若无设备保证血清的冷冻状态,最好不要冷冻血清。在室温下存放血清虽然不理想,但仍可用于检测抗体,甚至是存放数周的血清,因此不要将已采集的血清轻易弃去。

(5) 保证样品运送所需温度的方法：为维持在 4℃~8℃,运送盒中围绕第二层容器至少要填充 4 个冰袋,可维持冷藏 2~3 天。为保证 -20℃ 条件,在外包装袋内用 2kg 干冰,须确保二氧化碳能释放,以防爆炸,这样可维持样本冷冻 1~2 天。为保证 -70℃ 条件,可采用液氮储存和运送。

3．病原微生物标本的包装、运送

(1) 病原微生物标本的包装。根据国际空运和健康相关条例,菌毒株属于运输中的感染性材料。任何感染性材料的包装和运输都必须遵循 WHO 对传染性物质和诊断性标本的安全运送指南(WHO,1997)。运送标本时最安全的方式是由三个包装层对包装物进行三层包装。

原始的容器应该是防漏的,可盛容量不大于500mL。在原始容器与第二层包装之间应放置有吸附作用的材料。如果在一个第二层包装中安放了几个易碎的原始容器,则这些容器应进行独立包装或分开,以防互相碰撞。第二层也应该是防漏性包装。

另外,包装必须符合标准,如果要空运,一个完整包装的整个外部最小尺寸不能小于10cm,每个包装中标本量不超过4kg或4L(每个原始容器最大500mL)。每个包装标本中所含的感染物不应超过50g或50mL。运输标本的外包装必须有明确的标签,标明寄送人和接收人的详细联系方式、包装日期和运输日期等。附带的文件包含标本的详细资料(材料的种类、性质、数量、采样日期),相应的生物危害标签及所需的保存温度等。

(2)病原微生物标本的运送。地面运送标本时注意将装有标本的箱子紧紧固定在交通工具上,车上还应备有吸水材料、消毒剂、手套、口罩、护目镜、密封防水的废弃物容器等防护用品。为避免路途颠簸引起标本溶血,可在运送前分离血清。在国际、国家、商业的有关规定允许情况下,诊断标本也可空运,应注意规范包装。

运送中的技术要求如下:① 分离培养细菌、病毒的标本大多数要求冷藏运送;不耐寒冷的脑膜炎球菌等应在35℃~37℃保温运送。粪便标本因含杂菌较多,常加入甘油缓冲盐水保存液,但甘油缓冲盐水不能用于弯曲菌和弧菌。② 血液标本用于细菌、病毒或寄生虫分离时,需低温保存,不能冷冻,用冰块而不是干冰运送。做立克次体类微生物的全血标本要求干冰保存和冷冻运送。③ 检测核酸样品的运送要求低温快速。从标本采集到检测的间隔时间要尽可能短,并尽可能让标本处于冷藏状态。检测前保存时间较长时,则需冷冻标本,以防核酸降解。

4. 样本采集与运送中的生物安全

(1)采样时要戴手套,但要避免接触不同患者时重复使用手套,以免交叉污染。

(2)采样中尽可能穿防护服,根据估计疫情级别的不同,选择不同的防护服。

(3)将用过的针头直接丢弃在专门的盒子中单独保存并按规定销毁或损毁。

(4)污染的不可废弃设备或材料应先消毒后清洗,污染的可废弃设备和材料应先消毒后废弃;

(5)为避免吸入病原体,需要时可使用防护口罩、护目镜、呼吸面罩,用于防止有高度感染力的可吸入病原。

(6)特殊情况下可在现场搭建简易焚烧炉,焚烧后将废弃物深埋。

(五)疫点疫区处置

1. 疫点、疫区的概念

传染源及其排出的病原体向周围所能波及的地区称为疫源地。一般把范围较小的疫源地或单个疫源地称为疫点。较大范围的疫源地或若干疫源地连成片时称为疫区。

2. 疫点、疫区的处置原则

疫点的处理应遵循"早、小、严、实"的原则。"早"即患者的发现及疫点的确定时间要早。"小"即要根据患者到过场所的具体情况,如空间大小、停留时间、与他人接触方式、当时的健康状况、结合距离调查时的间隔时间等进行综合分析,确定一个合适的疫点范围,切忌扩大化。"严"即在确定的疫点范围内措施要严,要根据对不同传染病隔离和消毒工作的有关要求,对传染源可能污染的场所进行严格的消毒,对患者、疑似病例进行隔离、留验,对密切接触者进行医学观察。"实"指疫点的各项消毒、隔离、医学观察措施必须落在实处。疫区的处理要在疫点处理原则的基础上,突出疫情监测工作的重要性,强化患者救治和各项预防控制措施的落实,加强流动人口的管理,防止疫情传入、传出。

3. 疫点、疫区处置措施

(1)疫点的处理措施

① 患者和疑似病例的隔离治疗。患者和疑似病例应收治于传染病院或具有传染病医治条件的医院进行治疗。

② 对患者或疑似病例的密切接触者和一般接触者进行登记,实行医学观察。医学观察期间出现可疑症状的病例应立即送往指定医院,实行留验或隔离治疗。

③ 对疫点进行随时消毒和终末消毒。

(2)疫区的处理措施

① 加强疫情监测。疫区范围内所有医疗单位或门诊部都应加强对疫情的监测,配合专业防治机构开展主动监测,根据监测病例的诊断标准及时对出现可疑症状的人进行留验,对患者和疑似病例送定点医院进行隔离治疗。同时,在疫区内可以加强医务人员的巡诊,动员基层、社区及单位的力量,及时发现患者。

② 开展应急监测。为最大限度地降低突发、暴发疫情后的影响程度,社区医疗卫生机构应在疾病预防控制机构的指导下,在事件发生后的最短时间内建立应急监测,并在上级有关部门指导下开展风险管理。应急事件监测以

日报为主,根据设定的监测报告表,每日将事件进展情况上报。监测报告表包括收集病例信息、事件进展情况、措施落实情况等。开展应急监测工作一定要保证监测信息的及时性、完整性和准确性。

③ 协助县(区)疾病预防控制机构调查核实传染病预警信息,病例相关信息及疫情发展趋势等。对初步判断为疑似事件的情况,应配合县(区)疾病预防控制机构进行现场流行病学调查。

④ 加强重点地区、重点人群的预防工作。在专业防治机构的指导下,对重点地区、人群具体实施应急接种、预防性服药、现场消毒、杀虫、灭鼠以及饮食卫生、饮水卫生、环境卫生等项工作;分配发放应急药品和防护用品,并指导辖区内居民正确使用。

⑤ 加强健康教育。要在疫区范围内通过多种形式,广泛开展疾病防治知识的宣传,教育群众提高自我防范意识,配合做好预防工作。同时要形成早发现、早就诊、早报告的社会氛围。

⑥ 如果疫情得不到及时控制,或疫情有进一步扩散、蔓延的趋势,可以依照《中华人民共和国传染病防治法》第二十五条、第二十六条的规定采取下列紧急措施:① 限制或者停止集市、集会、影剧院演出或者其他人群聚集的活动;② 停工、停业、停课;③ 临时征用房屋、交通工具;④ 封闭被传染病病原体污染的公共饮用水源。

⑦ 应急预防接种。传染病事件为疫苗可预防疾病时,对疫区内的易感者可采取应急预防接种。按机体获得方式,应急预防接种分人工自动免疫、人工被动免疫、被动自动免疫。人工自动免疫是用人工方法将免疫原性物质制成的生物制品接种于人体,使机体自行产生特异性免疫力。疫苗一般分为灭活疫苗、减毒活疫苗、亚单位疫苗、基因工程疫苗等。人工被动免疫是用含有特异性抗体的免疫血清接种人体,使人体立即获得保护性免疫的一种方法。常用的制剂有免疫血清和一些血液制品。用于被动免疫制剂的优点是注射后能立即起作用,但免疫持续时间短,一般为1~4周,因此不宜用于大面积预防接种。被动自动免疫即将前两种免疫方法结合起来。应急接种的疫苗必须是产生免疫力快,接种后就产生免疫力(即对机体起保护作用的时间应短于该病的潜伏期)。另外,应注意选择对潜伏期病人注射后没有危险的疫苗,如麻疹疫苗、小儿麻痹糖丸、白喉类毒素、百日咳疫苗等。而乙脑疫苗、卡介苗一般不用于应急接种。

应急预防接种时间愈早愈好,如果发病的时间先于免疫力产生的时间,则达不到控制疫情的目的。应急接种后可适时开展免疫效果评价、疫情控制效果评价、成本效益评价。

⑧ 预防服药。明确传染病病原体后,针对特殊人群,可选择有效副作用小的药物开展针对性预防服药。疟疾的预防性服药应全面考虑药物的副作用和罹患疟疾的危险性,并且应该明确抗疟药使用的禁忌证。常用的抗疟药包括甲氟喹、强力霉素、伯氨喹等。肠道传染病如霍乱等可给病人家属和密切接触者开展预防服药,一般可根据药敏试验情况和药物来源选择抗菌药物。如在流感暴发疫情中,针对尚未暴露的老年人或亚健康人群、慢性病患者开展化学药物预防服药,药物可选择金刚烷胺、金刚乙胺、达菲等。服药前告知药物作用和副作用,服药期间观察报告药物的不良反应,如有出现不良反应,应及时停药。某些中药可起到提升免疫力和抗病毒的效果。

需要注意的是,为避免产生耐药,原则上不提倡开展预防性服药;如必须开展,宜严格控制适用人群和范围。

⑨ 做好出院病人的随访与医疗服务工作,落实康复期病人的各项预防控制措施;协助专业防治机构做好重点管理传染病居家病例的随访工作。

4. 疫点、疫区的解除

疫点、疫区内的传染病患者、疑似病例均已痊愈、死亡,或均已被隔离治疗;对患者可能污染的场所进行彻底的终末消毒;所有易感的接触者,经过该病的最长潜伏期未出现新病例或证明未被感染时,可以宣布解除疫点、疫区。

(六) 个体防护

在传染性疾病的控制过程中,个体防护的目的是为现场工作人员接触潜在感染性的现场环境及患者的血液、体液、分泌物、排泄物等提供阻隔防护,以切断来自传染源、易感人群和传播途径等环节的感染可能。传染源可能是急性发作的病人、感染潜伏期的人以及带菌但尚未发病者,另外还可能是自身体内的菌体(自体感染),其他传染源还包括被污染的非生命的物体,如器械和药物。传播途径一般有四种:接触传播、媒介传播、空气传播和虫(动物)媒传播。

1. 标准预防措施

标准预防措施具体包括:如果现场工作中要接触到血液、体液、分泌物和排泄物,须戴手套;接触不同病人时要换手套,脱手套后要洗手。另外,进行任何有血液或体液溅出的操作时,要加穿不透水的隔离衣和鞋套,以减小暴露于经血液传播的病原体或被其感染的机会及危险性;在进行这类操作时,还必须加戴口罩、护目镜或者护面罩。

2. 空气传播的防护措施

空气传播是指一些直径小于 5 微米的病原体(如结核、麻疹和水痘等)可飘浮在空气中,在易感者吸入了带传染源的空气时发生感染。防止空气传播感染应在标准预防措施的基础上,还要附加以下预防措施:(1)将病人安置在负压病房;(2)进入该房间前必须佩戴防护口罩,必要时,要先让病人佩戴好口罩。

3. 飞沫传播的预防措施

飞沫传播是指当病人或者带菌者咳嗽、打喷嚏、交谈或对病人进行支气管镜检及做呼吸道吸痰时,病原体(如 SARS 病毒、流感病毒、支原体、链球菌、流行性腮腺炎病毒和百日咳杆菌等)通过飞沫溅到易感者的结膜、鼻腔或口腔。飞沫直径一般大于5微米,常常不会溅出一米以外。防止飞沫传播感染应在标准预防措施的基础上,附加以下预防措施:(1)病人应该住隔离单间;(2)近距离(1米之内)接触病人时,必须佩戴外科口罩,或者质量更好的口罩,必要时要先让病人佩戴好口罩。

4. 接触传播的预防措施

接触传播是最常见、最主要的医源性感染的传播方式,包括直接接触与间接接触。直接接触是指与被感染者或者带菌者的身体部位有直接接触,比如为病人进行测量体温、查体等。间接接触是指身体接触到被污染的物件,比如床单、衣物、器械和敷料等。通过接触传播的病原体有单纯疱疹、疥疮、链球菌类以及已产生耐药性的肠道菌群等。防止接触传播感染应在实施标准预防措施的同时,还要附加以下程序:(1)将病人安置在隔离单间;(2)进入病人房间时必须戴手套;(3)手套在接触了高浓度病原体的物品后必须更换;(4)离开病人房间之前必须脱去手套,并用抗菌肥皂洗手;(5)在脱去手套后不要再接触任何可能带有病原体的物件的表面。这些预防措施同样也适用于那些携带具有流行意义病原体的无症状者。

以下情况要加穿隔离衣:(1)与病人或者可能被污染的物件有大面积接触时;(2)与大便失禁、腹泻、有造瘘口、有辅料不能控制的引流或伤口有渗出的病人接触时。

5. 虫媒传播的预防措施

在常见病媒生物中,对现场工作人员有较大威胁的是蚊类、蚤类、白蛉类、蠓类等吸血昆虫,蜱类、螨类等吸血节肢动物以及啮齿类动物,这些生物可以传播多种疾病,如鼠疫、肾综合征出血热、疟疾、流行性乙型脑炎、登革热/登革出血热等。此外,被某些生物叮刺吸血还可引起过敏性皮炎。

(1)蚊类的个人防护方法和用品

① 驱避剂是最常用的个人防护用品。目前市场上常见的有含有避蚊胺(DEET)的驱避剂如蚊不叮、蚊障等,外出时使用驱避剂可以避免蚊虫、蠓、蚤、白蛉等的叮咬。

② 对蚊虫等飞虫的防护。

Ⅰ. 在现场工作室或帐篷使用药物处理,以减少蚊虫等的侵害。可以用 20～40mg·a.i./m² 顺式氯氰菊酯、20mg·a.i./m² 氯氟氰菊酯、30～50mg·a.i./m² 氟氯氰菊酯、10～15mg·a.i./m² 溴氰菊酯等浸泡蚊帐。

Ⅱ. 在纱窗上使用含有拟除虫菊酯的涂抹剂,可以阻止有害生物的进入。

Ⅲ. 因动物的血腥味对蚊类、蝇类等多种昆虫有引诱性,在现场采集动物样品,应使用蚊香、电热蚊香片(液)等驱蚊灭蚊,或使用杀虫剂,如含有拟除虫菊酯的气雾剂、悬浮剂、可湿性粉剂、微乳剂等进行空间喷洒或滞留喷洒,以减少有害生物对现场工作人员的攻击机会。

Ⅳ. 穿较宽松的长衫、长裤,避免穿凉鞋,以减少皮肤外露。

Ⅴ. 在有大量蚊虫等飞虫活动的空间,应使用驱避剂或杀虫剂处理过的防蚊纱罩(同上述蚊帐处理),以保护现场工作人员的头部和颈部。

(2) 蚤类、蜱螨类的个人防护

① 在与啮齿类、家养或野生哺乳动物、鸟类接触,或样品采集时,应把捕获的小型动物放置在鼠布袋中,用乙醚麻醉,使体外寄生虫致死后再进行操作,并在操作现场地面使用含有高效氯氰菊酯、氟氯氰菊酯或溴氰菊酯等致死作用的杀虫气雾剂或滞留喷洒剂,以杀死病媒生物。

② 在孳生地及活动场所附近开展工作,将驱避剂涂抹于皮肤的暴露部位或外衣上。

③ 工作人员在开展蚤、蜱螨传播疾病相关的现场工作时,应穿防护服、防蚤袜以有效防止爬虫类媒介生物的攻击。

④ 在鼠疫等疫情处理时,工作人员应避开蚤、蜱、螨的活动区,不能在獭洞、鼠洞等鼠类活动频繁的区域坐卧或长期停留,不能在没有防护时接近自毙鼠,以免受到感染病原体的蚤类攻击。

个体防护是指为了保护应急处置现场工作人员免受生物、化学与放射性污染危害而采取的措施,以防范现场环境中有害因素对人体健康的影响。

(七) 宣传教育

传染病事件中宣传教育工作的原则:根据传染病事件的类型和特点,开展有针对性的防病知识、技能宣教,提高群众相关传染病的认知水平,尽可能减少危险因素暴露,增强自我防护意识。充分发挥媒体的舆论导向作用,以宣传防治知识为主,重点宣传该传染病的传播途径、防护知识等核心知识,明确群防群治的措施和公众的责任与义务,注意针对疫情变化调整媒体宣传教育的重点,客观报道疫情,避免引起社会恐慌。在疫点和疫区宣传时,应注意最大限度地保护现症人群隐私。

五、传染病事件分类处置要点

（一）肠道传染病

（1）根据病人活动及排泄物污染情况划定疫点、疫区。

（2）早期发现病人，迅速就地隔离治疗和抢救，转送病人时要注意防止途中污染。

（3）疫点内应做好随时消毒和终末消毒，特别注意病人粪便、呕吐物及所有污染场所的消毒。常用消毒剂推荐使用漂白粉。

（4）对疫点内密切接触者医学观察，必要时可预防性服药。

（5）加强饮水卫生处理和粪便管理，搞好饮食卫生和灭蝇。主要注意加强水源保护，维持饮用水中高游离性余氯水平（0.4~0.5mg/L），防止排泄物污染水源和食物，鼓励用肥皂洗手，将动物尸体及时掩埋或焚烧。

（6）疫点和疫区管理期间停止大型集会，禁止为婚丧等红白喜事举办各种聚餐活动。

（二）呼吸道传染病

（1）隔离治疗病人。尤其是在灾民收治点，如果发生呼吸道暴发疫情，则主张将病人独立隔离。

（2）追踪密切接触者。根据监测信息，确定暴发流行的影响范围和人群，对密切接触者进行有效的观察，及时发现新病例。

（3）带菌者服药。对于细菌性呼吸道传染病的带菌者，在发生疫情时可考虑选择其敏感的预防性抗生素。

（4）保护易感人群。洪涝灾害时，首先要保护儿童和老人等易感者，尽量让他们少受寒和少挨饿，提高抵抗力。

（5）健康教育。开展和加强预防呼吸道传染病的宣传，养成良好的个人卫生习惯，注意手的卫生，咳嗽或打喷嚏时用纸巾遮挡口鼻；保持室内空气的流通；远离病人或可能染疫动物。

（6）医务人员分级防护原则。医务人员的防护采取标准预防的原则，根据危险程度采取分级防护，防护措施应当适宜。

（三）自然疫源性疾病

（1）确定疫点、疫区及媒介控制区，对疫点进行随时消毒和终末消毒处理。

（2）控制传染源：① 疑似、临床诊断或实验室确诊病例应到定点医院进行隔离治疗；出现暴发疫情，病人较多时，应就地设置临时隔离治疗点。② 对可疑的动物进行扑杀、消毒、处理。

（3）开展灭鼠、灭螨、灭蜱、灭蚊等媒介生物工作。县（区）疾控中心负责组织专业人员在疫区监测媒介密度，并及时把监测及控制结果上报上级部门。

（4）做好牧民、屠宰、医护人员等高危人群的个人防护。

（5）加强预防控制卫生知识宣传，通过印制宣传册、宣传海报、报纸、电视、电台、互联网等媒体向群众宣传，提高群众对自然疫源性疾病的自我防治能力。广泛发动群众，开展爱国卫生运动，搞好环境卫生，及时清除灾区垃圾及淤泥，对动物尸体进行无害化处理，清除四害孳生环境，预防疾病的传播。

（6）对疫区范围内人群进行流行性出血热、乙型脑炎、狂犬病等疫苗的应急接种。

第二节 自然灾害的卫生应急处置

自然灾害是对能够给人类和人类赖以生存的环境造成破坏性影响的事物的总称，灾害可以扩张和发展，演变成灾难。灾难发生后，生态环境被破坏，水源遭到污染，粪便四溢、垃圾堆积，苍蝇大量孳生，群众只能选择喝坑水、沟水、湖塘水等不洁饮用水，并生活于露天之中。随之将会发生肠道传染病、蚊媒疾病和食物中毒等次生事件，社区是灾难发生的第一现场，及时开展卫生应急处置显得尤为重要和迫切。

一、饮水卫生管理

（一）饮用水水源的选择和处理

在灾害期间，饮用水水源的污染一般具有如下特征：供水条件变化，城市集中式供水设施遭受严重破坏。厕所倒塌、粪便垃圾污物大量堆积、下水道堵塞、尸体腐败等，都会污染水源，导致饮用水水质恶化。

1. 饮用水水源的选择与保护

（1）选择临时性供水水源并加以防护

选择临时性供水水源的总原则是优先选用深层地下水，如有困难，依次选择泉水、浅层地下水、地面水。

（2）加强对临时性供水措施的卫生监督

在灾害条件下，临时供水措施主要有两种方式，即用水车送水及用自备的取水工具分散取水。对这些临时供水措施的卫生监督是保证饮用水卫生的必要手段。

2. 饮用水的处理与消毒

(1) 澄清

取水后将源水放置,较粗大的颗粒物可在数分钟内沉淀去除。当水中颗粒物小于 10μm 时,短时间内不能下沉。

(2) 过滤

如当地缺乏水处理药剂时,可采用慢砂滤方法。

① 慢砂滤池。先建造砂滤池,用砖和水泥砌成方形或长方形水池,可按每平方米滤池每昼夜产水 3000L 计算(约可供 100~200 人饮用),以实际用水人口计算砂滤池面积。铺设水管和垫层。在水管上钻若干小孔,外包棕皮或编织布,此管可将滤过水导出。池下部填入的垫层为粒径 1~16mm 的豆石、碎石或卵石,较小的放在上层。具体步骤如下:最下层放粒径 8~16mm 的石子 100mm 厚,其上放粒径 4~8mm 的石子 100mm 厚,再放上粒径 2~4mm 的石子 100mm 厚,最上层放粒径 1~2mm 的小石子 50mm 厚。垫层总厚度为 350mm。

② 家庭用砂滤缸。家庭可以用缸或大桶作为砂滤容器,桶下部打孔引水,在底部铺数层棕垫,砂层厚度为 400mm 左右,砂层上再铺 2~3 层棕垫,防止倒水时冲击砂层。在滤缸(桶)下放清水容器以接、盛过滤的清水。

使用该慢砂滤池时的注意事项:滤池建成后应洗净;所垫入砂石料等均应用水洗去泥、细砂粒;滤池使用时应保持有一定水层,不能使水排完而有空气进入砂层;滤过速度以不超过 0.1~0.2m/h 为宜,可用出水管上阀门调节;使用一定时间后,泥沙等悬浮物将沙子空隙堵住,滤水速度减慢,此时应将上层沙子或覆盖层取出,洗净后填回滤池中或更换新沙。

采用慢砂滤池方法如果使用得法,可去除悬浮物 90%,细菌去除率可达 70%~95%,放射性物质去除率可达 60%~70%。慢砂滤池方法的设备成本低,操作技术简单。缺点是滤水速度慢。

(3) 混凝

① 混凝剂种类。源水中投放混凝药剂可大大加快水中悬浮物质的沉淀。一般用的混凝剂有硫酸铝、明矾(硫酸铝钾)、硫酸亚铁、三氯化铁、碱式氯化铝等。这些净水剂应储存在干燥、阴凉的地方,防止潮解失效。

② 使用方法。使用时,先将药剂用少量水搅拌溶解后徐徐倒入待处理的水中,用干净的木棒搅动以帮助生成较大矾花,然后静置使沉淀密实,轻轻取出上层清水使用。

③ 投加量。混凝剂投加量根据源水浑浊度、pH、水温、混凝剂种类等多种因素,最好先进行试验以确定适宜投加量。当用于家庭少量水净化时,混凝剂的投加量应适当增加。可根据表 3-1 确定投加量。

（4）消毒

经上述混凝沉淀和过滤，水中病原微生物已大大减少，但仍不能保证符合卫生要求，尚需进一步消毒后才能成为安全饮水。

煮沸是十分有效的灭菌方法，在有燃料的地方仍可采用。用超滤方法也可将细菌、病毒滤除，在有条件时也可采用。但在灾害期间，最主要的饮水消毒方法是采用消毒剂灭菌。

消毒剂种类很多，常用的有以下几种：① 漂粉精：又名氯化石灰，白色粉末，也可能带微黄色，有刺激性气味。漂粉精易失效，应保存于密封的塑料袋或玻璃瓶中，存放在阴凉处，严防受潮，最长保存期为 6 个月。使用前应检验有效氯含量。② 漂粉精（漂精片）：是较纯的次氯酸钙，白色粉末，一般压成片剂，使用方便。漂粉精应保存在密封的容器中，严防受潮分解，保存时间不超过两年。使用前应检验有效氯含量。

漂粉精、漂粉精（漂精片）是灾区应用最普遍的饮水消毒剂。二氧化氯具有用量少、作用快、药效持久的特点，并已得到进一步推广和普及。其他的还有三氯泡噻片、84 消毒液、次氯酸钠等。

有机氯制剂的饮水消毒剂，如氯胺、二氯异氰脲酸钠（又名优氯净）等主要用作个人饮水消毒。此外，还有有机碘、碘树脂和碘酊等。

表 3-1 混凝剂投加量（mg/L）参考表

源水浊度（度）	明矾	硫酸铝	氯化铁	碱式氯化铝
100	16	14	8	8
200	21	19	11	10
300	27	25	14	13
400	33	32	18	16
500	39	37	20	19
600	45	43	22	22
700	51	49	24	25
800	57	53	26	28
900	63	59	28	31
1000	65	62	31	32
1100	69	63	33	34
1200	73	67	37	36
1300	77	71	42	38
1400	82	76	46	41
1500	85	82	50	42

* 混凝剂投加量系指纯混凝剂的量

消毒剂的应用可参阅产品说明书进行。漂粉精、漂精片的应用参考以下步骤:① 直接加入:根据待消毒的水量以及该药剂的有效氯含量计算取出定量药剂,加少量水,搅拌均匀,倒入待消毒水中,搅匀,放置30分钟,检验水中余氯应达到0.7mg/L。如未达到此值,说明投加量不足。但也不能过量加入,以免产生强烈刺激性气味。② 大口井水消毒:将漂粉精或漂精片倒入简易的塑料井水持续消毒器中,置于井水中。一口水井每次消毒可维持半月左右。(简易消毒器可用商品简易塑料井水持续消毒器,也可自制,制作方法如下:取两个空竹筒,用绳连接,下部竹筒内装消毒剂,并钻有数个小孔,投入井中。也可用两个空塑料瓶,以绳连接,其中之一装消毒剂并钻数个小孔,投入井中。)③ 压把井水消毒:可用小的可乐瓶或纯净水瓶制成简易的"压把井持续消毒器"对压把井进行有效消毒。其方法是:将漂粉精或漂精片倒入简易的塑料压把井持续消毒器中,用规定的方法置于压把井水中。一口水井每次消毒可维持十天左右。④ 缸水消毒:在灾区,缸水成为主要的饮用水,缸水消毒是将漂粉精或漂精片倒入简易的塑料缸水持续消毒器中,置于缸水中,每次消毒可维持半月左右。这种简易消毒器也可用商品简易塑料缸水持续消毒器(与塑料井水持续消毒器类似,但较小),也可自制。

消毒剂的投加量:按原水状况、消毒剂的种类和质量确定消毒剂投加量。消毒剂放入水中后氧化水中有机物,水中可氧化物越高,消耗消毒剂越多。一般而言,灾害地区处理水的需氯量为 5~10mg/L,经处理后的水中余氯应达到0.7mg/L。应投放消毒剂的量是需氯量和余氯两者之和。

净水器的使用:市场上的净水器是为城市自来水而设计的,经受不了高浊度、高污染的水。此外,需有压力才能通过的净水器,或者要有电源才能使用的净水器也不太适用。如果净水器另加预过滤装置,则有活性炭和消毒功能的净水器还是可以使用的。

3. 集中式供水的处理

由于水源的污染比正常情况下更加严重,因此水厂应根据水源水质加大净水剂、消毒剂的投加量,确保供水水质符合国家标准。

(二) 饮水水质监测

在有条件的地方应按国家《生活饮用水标准检验方法》(GB5750—2006)检验。在现场条件不具备时可采用简易方法检验。

1. 消毒剂中有效氯检测

称取0.5g漂粉精于10mL比色管中,加入清洁水至10mL,强烈振摇1分钟,放置5分钟,倾出上清液,用吸管吸出38滴于白瓷盘中。将此吸管洗净,吸蓝墨水滴加于吸出的漂粉精上清液上,边搅拌边滴加蓝墨水,直至出现稳定的蓝绿色为止。消耗蓝墨水的滴数即为该漂粉精中有效氯的百分含量。测定漂精片中有效氯的方法相同,只是取样品澄清液19滴,有效氯的百分含量为蓝墨水滴数的两倍。

2. 余氯检验

取经消毒的水样用市售余氯比色器或余氯测定试剂盒测定,也可以用DPD比色法或邻联甲苯胺比色法。

3. 水质检验

(1) 水源水检验项目:浑浊度、pH、色度、氨氮、需氯量以及其他有关项目。

(2) 饮水检验项目:浑浊度、余氯、大肠菌群、粪大肠菌、色度、臭味与异味以及其他有关项目。其中浑浊度和余氯两项每日每批处理水均应测定,以便于指导水处理措施的施行。

二、环境卫生

环境卫生包括灾民临时居住地建设、简易厕所的修建和垃圾粪便的收集处理、尸体的卫生处理等。

(一) 灾民临时住所卫生

(1) 首先要选择安全和地势开阔的地点,采取应急措施,搭建帐篷、窝棚、简易住房等临时住所,做到先安置、后完善。

(2) 应尽量选用轻质建筑材料,棚子顶上不要压砖头、石块或其他重物,以防棚子倒塌伤人。

(3) 棚屋等临时住所要能遮风防雨,同时应满足通风换气和夜间照明的要求。要设法降低室温,防止中暑,北方应注意夜间保暖防寒。

(4) 灶具要放在安全地点,并有人看管,以防火灾。

(5) 注意居住环境卫生,不随地大小便和乱倒垃圾污水,不要在棚子内饲养畜禽。

(6) 做好防蚊灭蚊、防蝇灭蝇以及灭鼠等工作。

(7) 最好按原来居住状况进行安置。保持原来建制,按户编号,干群之间、各户之间相互了解,许多卫生问题可以有组织有领导地解决。

(二) 厕所卫生和粪便处理

灾后,首先是抢救伤员,抢修生命线工程,应急安置灾民。同时应尽快开展环境清理,动员群众积极参与以除害灭病为中心的爱国卫生运动,清除灾区各种废物,大搞消毒杀虫,整顿市容村貌,迅速改善灾区的环境卫生状况。其中,建立厕所、恢复环卫设施、加强垃圾粪便卫生管理是灾区急待解决的一个突出问题。

1. 厕所卫生

灾害时用的厕所应达到应急性、便利性和实用性的要求。加强厕所卫生管理,确定专人保洁,及时清掏粪便并进行卫生处理。

(1) 在灾民聚集点选择合适地点、合理布局、因地制宜、就地取材,搭建应急临时厕所,要求做到粪池不渗漏(或用陶缸、塑料桶等作为粪池),厕墙和顶可用草席、塑料膜、编织袋布或其他材料。有条件时可使用商品化的移动厕所。

(2) 尽量利用现有的储粪设施储存粪便,如无储粪设施,可将粪便与泥土混合后泥封堆存,或用塑料膜覆盖,四周挖排水沟以防雨水浸泡、冲刷。

(3) 在应急情况下,于适宜的稍高地点挖一圆形土坑,用防水塑料膜作为土池的衬里,把薄膜向坑沿延伸 20 厘米,用土压住,将粪便倒入池内储存,加盖密封,发酵处理。

(4) 在特殊困难情况下,为保护饮用水源,可采用较大容量的塑料桶、木桶等容器收集粪便,装满后加盖,送至指定地点暂存,待水灾过后运出处理。有条件时用机动粪车及时运走。

(5) 集中治疗的传染病人粪便必须用专用容器收集,然后消毒处理。

2. 散居病人的粪便处理

(1) 漂粉精。粪便与漂粉精的比为 5∶1,充分搅拌后,集中掩埋。

(2) 生石灰。粪便内加入等量的石灰粉,搅拌后再集中掩埋。

(三) 垃圾的收集和处理

(1) 加强垃圾收集站点的管理,由专人负责清扫、运输。

(2) 根据灾民聚集点的实际情况,合理布设垃圾收集站点,可用砖砌垃圾池、金属垃圾桶(箱)或塑料垃圾袋收集生活垃圾,做到日产日清。

(3) 及时将垃圾运出,选地势较高的地方进行堆肥处理,用塑料薄膜覆盖。四周挖排水沟,同时用药物消毒杀虫,控制苍蝇孳生。

(4) 对一些传染性垃圾可采用焚烧法处理。

(四) 动物尸体的处理

环境清理过程中清出的家禽家畜和其他动物尸体应焚烧或用漂粉精或生石灰处理后深埋。因鼠疫、炭疽、狂犬病死亡的动物尸体一经发现立即焚烧或深埋,深埋时应向病死动物尸体周围喷撒漂粉精消毒。

(五) 预防尸碱中毒

在灾害期间,大量人畜尸体经腐生菌腐化分解后(特别是夏季气温高时)会污染环境和水源,可致尸碱中毒。因此,水源周围必须彻底清除掩埋的尸体,并进行消毒处理。如果难以找到不污染地下水源的适宜地点,需要对尸体及局部土壤环境进行消毒处理后再掩埋,可采用一层漂粉精一层尸体的掩埋方法,避免造成对地下水的污染。

1. 防止尸体腐臭刺激和尸液的污染,加强个人卫生防护

由尸体腐化分解产生的气体和液体物质,总称为尸碱。在清理尸体时,可能接触多量硫醇、尸胺之类物质,所以应除恶臭。作业人员可戴用活性炭过滤的防毒口罩。如不得已需戴普通口罩,应在口罩或口罩代用品(毛巾、手绢)上涂抹牙膏,喷洒酒精、香水。作业人员必须穿工作服,戴橡皮手套,穿高筒防护靴。在没有防护衣时,可用塑料布将前臂和小腿包扎,以防尸液污染皮肤。工作中应特别注意防止手部外伤,以免细菌性毒素污染引起中毒。进行尸体清理的作业人员,连续工作时间不要过长,要轮流作业。饭前必须洗手,最好在临时设置的专用场所进餐。用过的工具、车辆应严格消毒。当天作业结束后应洗澡更衣。为防止厌氧性创伤感染(如破伤风、气性坏疽等)对作业人员应进行预防接种,注射免疫血清。

2. 尸体处理

尸体处理是灾害时一项非常重要的工作,尸体处理要做好喷、包、捆、运、埋5个环节。

(1)喷药。扒挖尸体与喷药紧密结合,尸体上可用石灰水、黑色草木灰来吸附含臭物质,也可用1%的二氧化硅与木屑混合吸附硫化氢之类的臭气,或喷洒有效氯2000mg/L消毒液。鉴于尸体是感染的隐患,WHO建议尸体用石蜡浸泡后,就地焚化,以避免疫情的发生。

(2)包裹。用包装物包裹尸体头部,后用覆盖物包裹整个尸体,或装入塑料袋扎口。有条件时可用标准化的专用尸袋。

(3)捆紧。将包裹后的尸体最好捆三道(头、腰、腿部),便于移运和避免尸臭散发。

(4)运出。要用符合卫生要求的专用车辆,将包捆后的尸体及时运走。在尸体装车前,要先在运尸车厢垫一层砂土或塑料布,防止污染车厢。

(5)埋葬。在市区外选好埋尸地点,在不影响市容环境和不污染水源的条件下,将尸体深埋地下1.5~2米,上面加盖土壤和漂粉精。

3. 传染病人尸体处理

因甲类传染病死亡或炭疽病死亡的尸体,用有效氯5000mg/L消毒液浸湿的布单严密包裹,口、鼻、肛门、阴道用有效氯5000mg/L消毒液的棉球堵塞,尽快火化。不能火化时,应远离水源50米以上,在距地面2米以下深埋,坑内铺垫1cm厚的漂粉精。

4. 运输尸体的工具处理

用有效氯 2000mg/L 消毒液喷洒表面,作用 1 小时。

(六)环境清理工作

灾后,开展群众性的爱国卫生运动,在广泛进行健康教育的基础上,受灾地区的村庄和住户必须进行彻底的室内外环境清理。组织群众清理室外环境,整修道路,排除积水,填平坑洼,清除垃圾杂物,铲除杂草,疏通沟渠,掏除水井内污泥,修复厕所和其他卫生基础设施,掩埋禽畜尸体,进行环境消毒,控制疫病发生的危险因素,使灾区的环境卫生面貌在短期内恢复到灾前水平。

(七)规划建设灾区的永久性住房

对灾后无房可住的受灾群众,当务之急是要解决临时安身的住所。居住条件改善了,灾民情绪稳定,有利于救灾防病和重建家园。如果有条件一步到位,建设永久性住宅。国家卫生计生委部门应做好预防性卫生监督工作,对新建村居民点,要做好规划要求并进行设计卫生审查,使新建的村庄和住宅符合卫生要求,在地址选择、功能分区、卫生设施和房屋建筑方面,要既适合居民生产、生活的需要,同时又能体现社会主义新农村的新面貌。

三、食品卫生

灾难的产生给受灾地区老百姓及生态环境造成重大影响和破坏,可导致社区正常的食品安全保障体系陷于瘫痪,使得灾民在短时期内集中暴露于多种高水平的食源性危险因素之中,严重威胁灾民的身体健康。因此,搞好灾区灾期的食品安全,及时采取积极有效的防控措施,预防控制食物中毒,是确保大灾之后无大疫的重要前提条件,对保护公众健康,维护社会的稳定具有重大作用。

(一)灾难对灾区食品安全的影响

1. 食物供给瘫痪

由于食物生产资源、食物库存资源和交通运输设施均受到不同程度的破坏,灾区的食物供给安全变得很脆弱,解决灾民的温饱问题是首要工作。

2. 食品污染风险加重

主要来自两个方面:一是灾害本身的直接影响,如水淹造成的食物腐败、变质,厂房倒塌或进水造成的有毒有害物质扩散而污染食物,大量淹死、砸死、病死的畜、禽、鱼类等;二是衍生灾害的影响,如灾区在有限的空间内集中了大量的灾民和救灾军民,加之缺乏基本的生活、饮水、居住和环境卫生设施,使得食品暴露于更多的污染因素。

(1) 生物性污染

自然灾害造成人与畜禽粪便、生活垃圾及淹死动物的腐败产物等污染物严重泛滥。因此,灾后的生物性污染主要是各种肠道致病病原体和寄生虫卵。

(2) 化学性污染

主要是农药、化肥、鼠药、化工产品和金属物品腐蚀锈变的重金属以及工业"三废"泛溢引起的有机和无机化合物等化学物质的污染。化学性污染的种类和程度与灾害地区的上述化学物质的品种、存放条件、化学物质释放以及平时工业"三废"治理情况等因素有关。

(3) 粮食霉变

无论是洪涝灾害还是地震等其他灾害(除了干旱),粮食霉变都是重要的食品安全问题。

(4) 食源性疾病流行

灾害发生后,由于灾区的食品安全在短期内难以保障,灾民发生痢疾等肠道传染病的风险大大增加。因食用不洁食物、赤霉病麦,误食化学性物质,食用淹死、病死或死因不明的家畜、家禽和水产品,采食野生蘑菇等,均可发生食物中毒。

(二) 灾难期间的食品安全特点

(1) 大量食物受淹、被毁,食物资源严重缺乏,食品供给安全需要加强保障。

(2) 存在大量各种死因的畜、禽、水产品和变质、受污染的食品。

(3) 灾民缺乏食品安全知识、健康防病知识和基本的食物烹调和贮存条件。

(4) 灾民缺乏安全清洁的饮用水,食品安全监管体系不健全,食品市场问题多。

(三) 灾难危机中食品安全工作原则

重点应是预防、控制急性食物中毒发生和食源性疾病传播,做好食品污染事故的防范工作。在此基础上,确保灾民的基本食物消费水平,以满足他们的能量和营养素摄入需求。在食物资源已被破坏、食物严重缺乏的情况下,对食品安全的要求只能酌情降低,甚至只能有一个最低安全要求。

食品安全管理及监督的首要任务是保证灾民能吃到基本安全的食品,切断食源性疾病的主要传播途径,以减轻或消除灾害对灾民健康的危害。消除各种食品安全隐患,确保大灾之后无大疫。

（四）灾难期间的食品安全保障

1. 加强食品安全的监督与管理

（1）迅速将食品安全监管部门和食品安全专业技术人员集中起来，在救灾防病机构的统一领导下，恢复并重建食品安全监管体系，掌握灾情和疫情的发生、发展情况，承担起灾区的食品安全工作。重点做好自救食品和援救食品的卫生监督与管理，同时加强对灾区食品市场的监督检查力度，杜绝假冒伪劣、有毒有害和腐败变质食品流入灾区。

（2）加强对食物中毒和食源性疾病的疫情监测，在灾民集中居住地建立疾病监测点，重点是胃肠道症状和发热病人，及时发现疫情，及时采取措施，同时做好疫情的预警预报。

（3）建立援救食品的登记检查制度，对品名、数量、来源、产地、批次、生产日期、保质期、贮存条件做好登记，并酌情进行样品抽检和卫生质量评价，建立符合贮存条件的临时贮存场所。

（4）建立食品市场经营单位和个人的登记注册制度，强化索证管理，不具备冷冻、冷藏设备的食品生产经营者，不得经营易腐败易变质的食品，不得销售隔餐隔夜的餐饮食品。逐步恢复、规范灾区食品市场的卫生许可制度，取缔无证经营。

2. 大力开展食品安全宣传工作

（1）在灾区广泛深入地开展食品安全、饮水卫生、环境卫生、肠道传染病防治等健康知识的宣传普及工作，提高灾民的自我保护意识和能力，动员灾民自己起来与疾病做斗争，实现大灾之后无大疫。

（2）可采取以下几种宣传方式：会议宣传、广播电视宣传、卫生宣传队巡回宣传、散发传单和张贴宣传画、建立卫生宣传栏、举办卫生知识讲座、编排卫生知识小册子和小报等。主要内容包括不吃腐败变质的食物、不喝生水、饮水要消毒、不生吃水产品、肠道传染病防治、不吃淹死或死因不明的家禽家畜、不吃霉烂变质的粮食、防止赤霉病麦中毒、不使用污水洗涤蔬菜瓜果和碗筷、生熟食品要分开、隔餐隔夜的剩饭剩菜的卫生问题、不举行聚餐活动以防食物中毒等。

（五）灾难期间食品安全工作措施

1. 受灾后食物的利用与处理

救灾期间，食物是重要的资源，应尽一切努力利用尽可能多的食物。这就需要根据经验对可疑食物一件一件地检查，并分成可利用的和不可利用的。

（1）不能利用的食物

凡在自然水域内自行死亡的鱼类、贝甲类和鸭鹅类等水禽，一般都有中毒嫌疑,不能供作食用。特别当大批成群急性死亡时,应考虑水域已受剧毒毒物污染,应加强监督监测,以免危害扩散。

装在可渗透的包装袋内的食物受洪水或强外力灾害的损坏,特别是接触了非饮用水后,该食物不宜再供食用。灾难中被砸死或其他原因致死的畜禽肉,不宜贸然食用。

冷藏食物在高于冷藏温度一段时间后,不宜再供食用。明显烧焦的食物不宜再供食用。由于灾害所致食物固有感官性状发生明显改变的食物,不宜再供食用。

(2) 可以利用的食物

① 罐头食品。罐头类食品在被洪水淹过后,或被压埋在倒塌建筑物下,可彻底洗刷罐头表面,除去污泥,经清洗后,浸泡在含 200ppm 有效氯的消毒液中,再用清水冲洗后干燥。应特别注意保留标签或重新贴上标签。经过这些处理后可供食用。但应仔细检查,确认罐头没有发生破损和渗漏。

② 桶装的啤酒、酱油、食醋等。可通过用清洗剂彻底刷洗表面后利用这些食品。但应仔细检查,确认没有发生过渗漏。

③ 食物没有受到灾害因素的影响或影响不大,其外包装和固有感官性状基本未变,经抽样检验合格后可供食用。

2. 受淹食品的处理措施

(1) 凡有严密包装、无渗透污染可能的食品,如罐装、瓶装、铝箔装的食品,可先清洗外表,再消毒后供食用。有渗透污染可能的,应开启包装抽样检验,无异常的可经加工后食用。

(2) 被水浸泡过的非密闭玻璃容器内的食物一般不宜再供食用。如为真空盖玻璃容器,可彻底清洗和消毒表面,然后将食物取出,重新加热、消毒,并重新包装。这种处理只适用于不受再加热影响的食品。

(3) 凡散装的食物成品,有受水浸或水溅可能的,不能再供食用。

(4) 凡受过水浸或受潮但未霉烂变质的原粮或成品粮应先行烘干或晒干,再加工去除表层后可供食用;或指定专用场所,按规定要求经反复淘洗多次后可供食用。已经加工成的粮食制品,浸水后一般不再食用。但如该地区及其附近有污染源扩散污染可疑时,应首先抽样检验,确认无毒物污染后,才可按上述规定处理。

(5) 受过水浸的叶菜类和根茎类农作物,只要没有腐烂,一般可用清洁水反复浸洗多次后可供食用。但如有工厂毒物污染可疑时,应先抽样检验,确认无毒物污染后,方可按规定处理后食用。

(6) 受过短时间水浸而残存的食糖、食盐,如无工厂毒物污染可疑,可再加工后供食品企业加工食品时使用，但不得再制作为零售小包装进入流通市场。

（7）受过水浸的冷藏、腌制、干制的畜禽肉和鱼虾等，如未变质又无毒物污染可疑的，可经清洗、熟制后食用，而不应继续贮存。

3. 霉变小麦的处理

如果灾区小麦霉变严重，灾民食后则易发生霉麦中毒。但救济粮一旦供应不上，灾民还可能继续食用霉变粮食，应采取应急措施。可将霉麦分为以下三类：

（1）霉变率在6%以内，包括赤霉病麦粒4%以内的可以收购和食用，这一标准与小麦质量标准一致，也与赤霉病麦急性中毒限量3%~6%以内一致；

（2）霉变率50%以上的霉麦，灾民食后多数会引起中毒，感官性状恶劣，定为禁止食用界限；

（3）霉变率在6%~50%之间的霉麦经过多种除霉去毒方法处理后，可以消除大部分毒素，定为条件可食。

4. 震灾中被埋食物的清挖、检验、鉴定和处理

（1）食品厂、库、店中的食物，因地震房屋倒塌而被损毁或污染，应尽快清挖、整理、检验、鉴定和适当处理；凡能食用或清除污染物后或进行无害化处理后能食用的，应立即按规定的安全食用方法分发食用，作为救灾食物的一个重要来源。

（2）清挖食物前，应先组织食品安全及有关人员对现场进行调查，了解被埋食物的种类、数量、包装、储存方式及位置、建筑物结构等情况，查看周围环境的污染情况。根据调查情况，综合分析后提出初步处理方案，首先采取防止食物污染和变质的措施。

（3）清挖处理食物的顺序为冷冻冷藏厂（库）中贮存的食物、直接入口食物、其他各种食物。

（4）无论是食品厂、库、店中清挖出的食物，还是居民家中清挖出的食物，都要经过检验、鉴定和处理，确认安全后方可食用。

5. 预防和控制食物中毒

食物中毒是灾害期间常见的食品安全问题，应加强这方面的预防控制工作。

（1）预防食物中毒

① 提倡采用煮、炖、烧等长时间加热的烹调方式，不吃生冷食物，不喝生水。尽量不吃剩饭剩菜，或在确定未变质的情况下彻底加热后再食用。

② 加强卫生宣传,防止发生因误食亚硝酸盐、农药、毒蘑菇等而造成的食物中毒。教育群众不要食用病死、淹死、砸死及死因不明的畜、禽及水产品,不要食用被水浸泡过、来源不明的直接入口食品。

③ 防止农药、化学药品对食品的污染。调查粮库、农药库情况及灾民家庭农药存放地点及其包装破损情况。一旦发现可能污染源,应立即采取措施,并做出明显标记,以防发生急性中毒。

（2）发生食物中毒后的处理措施

按卫生部《食物中毒事故处理办法》的要求,及时向卫生行政部门报告食物中毒发生的时间、地点、中毒人数及原因,同时采取紧急救治措施。

卫生行政部门接到报告后,应立即组织卫生专业人员赴现场开展流行病等调查和救治病人,查明中毒原因、采取相应措施、控制事态发展。抢救病人的原则是排毒(催吐、洗胃、导泻、灌肠)、对症治疗、特效药物治疗、支持疗法。

（3）对中毒食物的处理

对导致中毒的食物或可疑中毒食物采取临时控制措施,病原体需要通过实验室检验进行确定。

导致细菌性食物中毒的液体食物应加适量的漂白粉混合后销毁,引起细菌性食物中毒的固体食物应加水煮沸15分钟,量少的掩埋,量大的烧毁。对导致动植物、化学性食物中毒的食物应深埋,不得用作工业原料或饲料。

（六）灾害后期食品安全工作措施

1. 灾民点的饮食卫生管理

（1）清除灾民居住点、集体食堂及餐饮业临时场所及其周围环境中存在的垃圾、污物,搞好环境消毒。

（2）供给清洁饮用水。对未经卫生检测或疑有轻度污染的新的水源水,要加氯消毒后才能作为临时饮用水水源;对已确认或可疑被有毒有害物质污染的水源,不得作为饮用水水源。对灾民家用的池、缸、桶等贮存的饮水一律要求加氯消毒;提倡不饮用生水。

（3）采取统一灭鼠措施,降低鼠密度。

（4）食物原料和食品应符合相应的卫生标准,或经食品安全监督机构鉴定为可食的;条件可食食物必须按照程序严格进行无害化处理后方可被食用。

（5）灾民中一旦发现肠炎、痢疾等肠道传染病病人,应做到早诊断、早报告、早隔离、早治疗,以减少传播、扩散的机会。

2. 街头食品的安全管理

针对灾后水淹、压埋食物和病死畜禽广泛存在的特点,结合灾区环境卫生差,昆虫、老鼠多,饮用水水源可能受到污染等问题,应把集贸市场、街头食物摊贩的卫生管理作为灾后市场卫生管理的重点。

（1）经营场所的卫生要求

选择地势较高，周围环境经过清理的场所作为街头食品的集中经营地。经营场所内要求地面平整，有上下水设施，有密闭的垃圾污物存放容器。

摊点布局合理，化行归市，有相应的食品制作、加工和销售的亭、台、棚及防雨、防晒、防尘设施，并符合卫生要求。

（2）生产经营过程的卫生要求

持有有效的卫生许可证、营业执照、健康证明，亮证经营。食品与食品辅料必须新鲜、清洁、无毒无害，色、香、味正常，符合相应的卫生要求。只加工简单的饭菜，即做即食不存放，不制作、销售冷荤类食品；各种食品原料、半成品、加工用具、餐饮具要做到防污染、防蝇、防鼠、防霉和消毒。

制作肉、蛋、鱼及其他易腐食品，应烧熟煮透，生熟分开；隔餐隔夜食品必须冷藏，且出售前必须彻底加热。饮料销售应加强索证管理，杜绝假冒、伪劣产品流入。销售需要冷藏的食品应具备冷藏设备。无定型包装的直接入口食品，应当具备清洁外罩或覆盖物；出售时使用专用销售工具，并具备清洁无毒的包装材料。

餐饮制售要具备餐饮具清洗消毒条件或使用符合卫生要求的一次性餐饮具。从业人员必须穿戴清洁的工作衣帽上岗，保持个人卫生。

（3）禁止销售的食物

利用变质的食物原料、霉变粮食及病死、毒死、淹死、压死或死因不明的畜、禽、水产品加工制作的食品；腐败变质、油脂酸败、霉变、生虫以及色、香、味、形异常的食品；使用非食用化学品泡发的水产品、动物内脏加工制作的食品；"三无"食品或超保质期食品；使用非食品添加剂或超范围、超剂量使用食品添加剂加工制作的食品；使用未经兽医检验或检验不合格的畜禽肉加工制作的食品；使用"三精"（色素、糖精、香精）制作的水"饮料"；其他不符合卫生标准或卫生要求的食物。

3. 援救食品的卫生管理

（1）明确监管机构及其职责

援救食品的质量安全监管职能机构应在地方政府的统一领导下，在各自的职责范围内，负责援救食品的登记、报验受理、抽样、检验、评价及援救食品贮存、分发、消费过程的卫生监督。

（2）确立监管程序

援救食品的监管程序为登记、受理、检验、评价、发放、追踪。每批各类各种援救食品都必须认真做好受理登记，包括来源地、包装状况、批号、保存期限、运输方式、运达时间等;援救食品不同于普通食品,要求在最短的时间内分发到灾民手中,感官检查能够判定质量的就不做实验室检验。如确需实验室检验,也应选择有针对性的指标,并尽可能缩短检验周期。由于检验、评价过程的简化,所以要强化援救食品贮存、分发、消费过程的卫生监督,以防止食源性疾病的发生。

(3)把好"五关",严防援救食品的污染和相关食物中毒的发生

对集中生产、集中运送、集中分发的援救食品,应从以下五个方面严把质量关:

① 援救食物选择关。可选择清洁的饮用水、直接入口定型包装主食、干燥或水活性低的主副食物、清洁新鲜的瓜果蔬菜等;新鲜的肉、蛋、鱼类等易腐食物不宜作为援救食品。

② 食物制作关。在应急过程中,援救食品生产企业任务重、人手紧、生产设备超负荷运转,往往为赶任务可能会忽视食品安全操作规程,导致食品安全质量下降,如面包外焦里生、方便面熟化达不到工艺要求、饮料生产消毒不严等现象。因此,要加强监管,严格规范生产加工过程的卫生操作。

③ 食物的运送关。对运输工具应进行检查。应根据食物的性质,采取相应的防止污染、变质的措施,注意食物运输过程中的防腐、防雨、防蝇、防尘等,所用的各种运输工具都必须经过洗刷消毒处理。不得使用运输过化学品、生活垃圾等有毒有害物质的车辆来运送食物。

④ 食物贮存关。由于援救食物必须在短时间内集中到达灾区,食物存放是一个亟待解决的问题,应依据有关规定要求来选择临时食物贮存场所。贮存场所要地势高,内部保持干燥、清洁,周围环境无污染源,食物离墙离地存放,注意通风、防虫、防鼠、防蝇、防尘、防霉变等。

⑤ 食物的分发关。分发食物时应尽量采用小包装,少量多次分发。注意不要使无包装的食物在食用前被污染。卫生部门应参与援救食物分配的计划制订和分发过程,合理分配食物,要优先满足重点人群的食物需求。同时,给予合理烹调方法、食用方法和食物贮存方法的指导。

4. 常见食物卫生质量的感官鉴别

(1)畜禽肉品的感官鉴别要点

首先看其外观、色泽,特别应注意肉的表面和切口处的颜色和光泽,有无色泽灰暗,是否存在瘀血、水肿、囊肿和污染等情况;其次是嗅肉品的气味,不仅要了解表面的气味,还应感知其切开时和试煮后的气味,注意是否有腥臭味;最后,用手指按压触摸以感知其弹性和黏度,结合脂肪以及试煮后肉汤的情况,综合判定其肉品质量。

(2) 粮谷类的感官鉴别要点

肉眼感知粮谷类颗粒的饱满程度,是否具有固有的正常色泽,有无霉变、虫蛀、杂物、结块等现象;通过鼻嗅和口尝来体会谷物的气味和滋味是否正常,有无异臭异味。

(3) 水产品的感官鉴别要点

先观察其眼球是否饱满突出,鱼鳃是否鲜红,然后检查其全身和鳞片,用一块清洁的吸水纸浸吸鳞片上的黏液来观察和嗅闻,鉴别黏液的质量。必要时用竹签刺入鱼肉中,拔出后立即嗅其气味,或者切割成小块鱼肉,煮沸后鉴定鱼汤的气味与滋味。

(4) 豆制品的感官鉴别要点

观察其色泽、组织状态,嗅闻其气味和品尝其滋味,其中应特别注意其色泽有无改变,手摸有无发黏的感觉以及发黏的程度如何;不同品种的豆制品具有本身固有的气味和滋味,一旦豆制品变质,即可通过鼻和嘴感觉到。

(5) 植物油脂的感官鉴别要点

裸眼观察油脂色泽是否正常、有无杂质和沉淀物,鼻嗅是否有霉、焦、哈喇味,口尝是否有苦、辣、酸及其他异味。另外也可进行加热试验,当油脂酸败时,油烟浓重而呛人。

(6) 饮料的感官鉴别要点

主要依据色泽、组织状态、气味和滋味四项指标。对于液体饮料,应注意其包装封口是否严密、有无漏气,倒置后有无悬浮物或沉淀物,其颜色深浅是否符合正常要求;鼻嗅和口尝是否酸甜适度、清凉爽口、有无令人不愉快的气味和滋味。对于固体饮料,则应注意包装是否完好,颗粒是否均匀,组织是否细腻,有无结块和超期变质现象。

(7) 蔬菜的感官鉴别要点

从色泽上看,各种蔬菜都有其固有的颜色,有发亮的光泽,以示成熟度和新鲜度。从蔬菜气味看,多数都具有清香、甘辛香、甜酸香等气味,不允许有腐烂变质的亚硝酸盐味和其他异常气味。从蔬菜滋味看,因品种不同而各异,多数滋味甘淡、甜酸、清爽鲜美,少数有辛酸、苦涩的特殊风味以刺激食欲。如失去本身原有的滋味,即为异常。

由于各种客观因素或非正常因素造成的蔬菜形态异常主要表现为蔫萎、枯塌、损伤、病变、虫蚀等。

(8) 乳及乳制品的感官鉴别要点

主要是裸眼观察其色泽和组织状态,嗅其气味,尝其滋味。对鲜乳而言,应注意色泽是否正常、质地是否均匀细腻、滋味是否纯正以及乳香味如何,同时应留意杂质、沉淀、异味等情况。对乳制品而言,除注意上述鉴别内容外,还应有针对性地观察酸乳有无乳清分离,奶粉有无结块,奶酪切面有无水珠和霉斑等情况。必要时,可以将乳制品冲调后进行鉴别。

(9) 蛋及蛋制品的感官鉴别要点

鲜蛋的鉴别分为蛋壳鉴别和打开鉴别。前者包括眼看、手摸、耳听、鼻嗅等方法,也可借助灯光透视进行鉴别;后者是将鲜蛋打开,观察其内容物的颜色、绸度、形状、有无异味和臭味等。

蛋制品的感官鉴别指标主要包括色泽、外观形态、气味和滋味等。同时应注意杂质、异味、霉变、生虫和包装等情况,以及是否具有蛋品本身固有的气味和滋味。

(七) 灾难期间的灾民营养

灾难发生对居民营养健康状况的影响主要表现在以下两个方面:一方面是食物供应的量不足,灾民的食物消费水平和消费的食物种类较平时明显减少,膳食结构也不合理,动物性食品和豆类制品摄入严重不足,蔬菜消费水平大幅下降,可能会导致灾民的能量、蛋白质和一些微量营养素的摄入不足,容易引起营养素缺乏症;另一方面,由于生活环境条件的恶化,灾民的自身抵抗力下降,感染各种疾病的概率增加。要做到以下两点:

1. 保障食物供给,防范营养素缺乏症

(1) 突发性的灾害事件使灾区正常的食物保障体系及灾区与外界的交通联系陷于瘫痪,造成食物资源紧急匮乏,须紧急调集一切可能的运输工具向灾区运送救援食物,并立即着手恢复灾区与外界的交通联系,建立食物运送通道。

(2) 在食物分配与配给过程中,要优先满足儿童、孕妇、乳母、老人等营养素缺乏症易感人群。

(3) 提倡坚持婴幼儿母乳喂养,不要向具备母乳喂养条件的家庭提供婴幼儿配方乳粉救济。但针对无法进行母乳喂养或母乳不够的情况,应该保障婴幼儿配方乳粉救济。

2. 指导生产自救,提高营养效益

灾区的生产自救是改善灾区食物供应、提高营养效益、防止营养缺乏病的根本途径。应组织人员对灾区现有的食物资源和食物状况进行调查,在确保基本卫生安全的前提下,尽可能地加以利用,以保证灾民基本的能量和营养素的摄入需求。

(1) 洪涝灾区多水,可通过捕捞鱼虾来增加动物性蛋白的食物来源。

(2) 水退或旱情缓解后,应因地制宜,种植多种速生、高产、高热能作物,如荞麦、绿豆、胡萝卜等，以争取在较短的时间内为灾民提供更多的食物和热量。

（3）提倡各种杂豆与谷类食物混食，充分利用粮豆类蛋白质的互补作用，提高膳食蛋白质的生物利用率。

（4）值得关注的是在第二年青黄不接时期的食物供给和相关健康教育，防止再次出现营养素缺乏症和因食用野生植物而发生的食物中毒。

四、传染病监测、疫情报告及暴发疫情处理

灾害发生后，由于生态环境遭到破坏，环境卫生状况及群众生活条件恶化，城市供电供水中断，道路阻塞，粪便、垃圾运输和污水排放系统及城市各项卫生设施普遍遭到损坏，粪便、垃圾堆积，蚊蝇大量孳生，人员伤亡严重，再加上食物短缺，同时，由于人口迁移、流动，干扰了一些正常的免疫工作开展，这些均可导致有关传染病的发生、流行甚至暴发。（详见本章第一节）

五、健康教育

灾难发生后，应广泛动员全社会的力量，采取多种传播手段，普及灾后相关卫生防病知识和技能，并及时开展健康教育和心理干预，保障灾区群众的身体健康与生命安全。（详见第五、六章）

第三节　生活饮用水污染的卫生应急处置

2007年5月底，一场突如其来的"蓝藻危机"让太湖边无锡市80%居民的饮用水水源遭到污染，城市供水陷于瘫痪，当地人"开着宝马喝脏水"，一桶纯净水由原来的七八元卖到五十元。在江苏省各级党委和政府的高度关注和共同努力下，短短数日，笼罩在当地民众心头的阴云与自来水中的异味一同消散，安全感重回市民心头。事实上，生活饮用水污染事件在我省时有发生。

生活饮用水污染事件是指突然发生的生物性、化学性等有毒有害物质污染生活饮用水，导致饮用水水质下降或不达标，造成生活饮用水无法饮用，或发生化学性中毒和（或）介水传染病流行，或影响公众健康和社会正常秩序的事件。

一、水源富营养化引起集中式供水污染事件应急处置

水体富营养化是指湖泊、水库、海湾等封闭性或半封闭性水体,或者水流迟缓的河流中,由于人为因素导致氮、磷等营养物逐渐富集,致使藻类异常繁殖,水生生物多样性和稳定性降低,透明度下降,水质恶化的一个总过程。

(一) 富营养化调查前的准备工作

富营养化污染集中供水事件发生后,在开展调查前应考虑如下几个方面:

(1) 污染源,污染大户。

(2) 水源水质富营养化程度、时间、季节,藻类消长规律,水源水质,总磷、总氮来源,污染大户排查。

(3) 自来水厂、处理工艺及运转情况,如预氯化、混合、沉淀过滤是否堵塞,主要超标的指标和感官性状。

(4) 末梢水水质情况,排除管网污染末梢水。

(5) 健康调查及流行病学分析。

(6) 水源水、出厂水、末梢水的水质监测指标以及健康调查时要收集的样品种类和测试指标。

(二) 现场调查工作

1. 流行病学调查

在供水区域内进行现场流行病学调查,全面掌握健康危害的特点及相关因素。居民可闻到自来水有泥土臭味、霉腐臭味、鱼腥臭味、青草臭味等,因饮用而出现恶心、呕吐,对自来水有厌恶感而不愿饮用;肿瘤发病情况:消化道肿瘤如膀胱癌、结肠癌等的发病率比对照人群高。

2. 污染源调查

重点调查供水水源二级保护区内藻类繁殖及卫生防护情况;水厂水处理情况(处理工艺、滤池有无堵塞现象、反冲洗周期、消毒方法等);管道内藻类污染情况。可能的情况是供水水源呈淡绿色,肉眼可见絮状悬浮物,有臭味,二级保护区内可能有城市生活污水排放口,卫生防护差,水厂滤池有堵塞现象,反冲周期缩短,干路或支路水管中可见藻类繁殖等。

3. 环境监测

环境样品包括水源水、出厂水、管网末梢水。主要检测项目:① 水源水——臭和味、肉眼可见物、浑浊度、透明度、总氮、氨氮、亚硝酸盐氮、硝酸盐氮、总磷、$CODMn$、$BOD5$、总大肠菌群、叶绿素 a、藻毒素、藻类(种群、数量、生物量)、氯仿、四氯化碳、Ames 试验。② 出厂水、管网末梢水——臭和味、肉眼可见物、浑浊度、$CODMn$、氨氮、亚硝酸盐氮、硝酸盐氮、游离余氯、细菌总数、

总大肠菌群、氯酚、CH_3Cl、藻毒素、氯仿、四氯化碳、Ames 试验。富营养化水源水中 CODMn、BOD5 可能超标,藻类中以绿藻、蓝藻为优势,Ames 试验呈阳性。出厂水、管网末梢水中 CODMn 可能超标,氯酚有不同程度检出,Ames 试验呈阳性且致突变性较水源水高。

4. 处理措施

（1）环保、卫生、市政、农业有关部门,成立防治处理领导小组。

（2）水厂暂停制水,给居民供应桶装饮水或启动备用水源。

（3）消除污染源,如停止污水排放、关闸口、打捞藻类等,加强卫生防护。也可用硫酸铜($2\sim3g/m^3$)或者铜-氯消毒来杀灭藻类或抑制其繁殖。

（4）改革水处理工艺:① 滤池彻底反复冲洗,延长冲洗时间。② 在沉淀池中用硫酸铜($2\sim3g/m^3$)或者铜-氯消毒来杀灭藻类或抑制其繁殖。③ 在絮凝和澄清的同时,先用活性炭吸附,接着在过滤后用臭氧做最终处理;也可以在臭氧氧化后再经砂滤和颗粒活性炭过滤。④ 改善氯化消毒法,避免预氯化和折点氯消毒。⑤ 考虑采用二氧化氯或氧化剂/消毒剂,或改用氯胺消毒。

（5）在管道中可用铜-氯灭菌作用来防止无色藻类的繁殖。

（6）经济条件允许时,居民可以使用家用净水器净化水质。（内装活性炭的净水器）

（7）健康教育,熟悉富营养化的危害及防治措施。

（8）加强监测掌握动态,尤其水源水、出厂水、末梢水的监测和预测,定期预报能提前采取措施。

（9）用铜-氯消毒时注意铜的超标。

二、饮用水化学性污染物污染事件的应急处置

（一）砷污染

（1）用石灰沉淀法可去除砷。

（2）先用氧化剂将三价砷氧化成五价砷,然后也可用石灰沉淀法处理。

（二）氰化物污染

（1）碱性氯化法:在碱性条件下以氯气处理,投药比例为氰1:氢氧化钠7.3:氯8。

（2）次氯酸钠法:1mg/L 氰要完全氧化需要 6.83mg/L 氯。

（三）六价铬污染

（1）药剂还原法:还原剂有 SO_2、$NaHSO_4$、Na_2SO_3、NaS_2O_3 与 O_3 等,先将六价铬还原成三价铬,再用石灰等生成氢氧化铬沉淀。

（2）钡盐法加入:$BaCO_3$ 或 $BaCl_3$ 或 $BaCl_2$,使之成铬酸钡沉淀,然后用生

石膏除去水中过量的钡。

（四）有机化学污染物（包括有机磷农药）污染

最为有效的措施是采用活性炭吸附。无论是粉状或粒状活性炭，都是去除农药的最有效方法，它也是去除酚、烃、洗涤剂等很理想的材料。当然必要时，也可考虑应用 O_3 和活性炭联合的方法处理。

（五）亚硝酸盐污染

可在水中加入氧化剂（如氯、O_3 等）将其转换为硝酸盐。若硝酸盐超过饮用水标准，可使用某些树脂，也可进行生物脱氮处理。当矿物质含量高到足够用反渗透进行处理时，可用反渗透，硝酸盐也可同时去掉。

（六）五氯酚（酚与酚类化合物）

（1）二氧化氯是去除氯酚味及其污染的首选方法。

（2）臭氧可破坏酚和酚类化合物。

（3）活性炭吸附法，即使在预氯化之后也能降低其含量，粒状活性炭可去除所有酚。

（4）活性炭和臭氧结合消除酚类化合物，其中酚的含量相当高时要考虑此法。

（七）银、铅、铜污染

可用硫酸铝凝聚去除。

（八）高浓度铁和锰

铁和锰的去除，对深井水可用氧化过滤或用曝气过滤法。

三、饮用水生物性污染物污染事件的应急处置

（一）消毒剂种类

常用的消毒剂有稳定性二氧化氯（液态，有效氯含量为2%）、漂（白）粉精（有效氯60%～70%）、漂白粉（有效氯25%）、二氯异氰尿酸钠（又名优氯净，有效氯60%）等；常用的饮水消毒片有清水龙片（有效氯4～8mg）、漂粉精片（有效氯2～4mg）、有机碘片（含活性碘4～8mg）、69-1型饮水消毒片（有效氯1～2mg，溴6～18mg）等。

（二）消毒方法

1. 分散式供水消毒（指缸水、井水的消毒）

（1）采用持续加氯消毒器（塑料制品，通过调节释氯孔控制释氯量），缸水消毒时内装60片漂精片（有效氯60%）的小型持续加氯饮水消毒器，如每日用水量40～60升，持续消毒时间可达到45天；井水消毒时采用内装250～500片漂精片的中型持续加氯饮水消毒器，投入井水中半天后即可饮用。如

20～30人用水,持续消毒时间亦可达到45天。该消毒器影响因素较多,余氯波动较大,应设管理监督人员定期检查。如无上述产品可用自制竹筒打眼后替代。

(2) 直接加氯消毒法

① 缸水消毒:药剂用量按每100L(即两担水)计,投加漂粉精片1～2片或漂白粉1～2g或漂粉精0.4～0.8g或稳定性二氧化氯原液2.5～5.0mL或等效量的其他消毒剂。投加方法:将所需药剂(片剂先碾碎)放入洁净碗内,加少量水搅匀再将上清液倒入缸中并搅动,使之与水充分混合,30分钟后即可用。

② 井水消毒:一般情况下,公用井每日早、中、晚各投药一次或每日二次,私家用井每日投药一次即可,投药量为每立方米井水加漂粉精片10片或漂白粉10g或稳定性二氧化氯原液25～50mL或等效量的其他消毒剂。投加方法与缸水相同,将上清液倒入井中后,用吊桶将井水上下搅动数次,消毒时间不少于30分钟。

井水水量的计算公式为:水量(m^3) = 井水深(m) × 水面面积(m^2) × 0.80。

③ 个人饮水消毒,每升水加消毒片1～2片(较清的水1片,浑水2片),振摇1～2分钟,放置30分钟即可饮用。

2. 集中式供水消毒

可采用各类消毒剂发生器现场生产、使用,亦可用上述消毒剂进行消毒。消毒剂与水接触时间不少于20分钟。一般情况下,出厂水余氯应不低于0.3mg/L,管网末梢水余氯应不低于0.05mg/L,水源污染严重时可酌情增加消毒剂用量。

3. 二次供水消毒

二次供水消毒可延用分散式供水的持续加氯和一次性加氯消毒方法。这里特别强调的是,被医院污水污染后的水箱消毒和蓄水池的消毒处理应按以下步骤进行:① 先加过量氯,然后排出水。② 进行清洗,尤其虫卵应清除。③ 洗后先用过量氯消毒一遍。④ 放少量水后排出。⑤ 再放干净水后,加漂白粉澄清液使余氯保持在0.3～1.0mg/L以上30分钟,然后放水入管网。⑥ 该水箱的用户水龙头应打开放水半个小时,清排管道内包囊、虫卵等。⑦ 监测至合格后方可使用。

4. 应急送水工具、引水管和蓄配水箱消毒

(1) 送水工具可采用消防车、洒水车、水箱(容积为56～57m^3/个)和塑料水桶(容积为20～50L/只),其消毒方法为首先用自来水将容器冲洗干净,再

用万分之二浓度的漂白粉溶液(有效氯浓度约为50mg/L)浸泡24小时后排空,并用自来水重新冲洗干净。如水的需要紧迫,可用万分之四浓度的漂白粉溶液浸泡,时间可减少到1小时。消毒后,应取样进行微生物检验,合格后方可投入使用。消毒液亦可采用其他消毒剂按等效浓度配制。

(2) 新安装的临时引(供)水管可用同样方法进行消毒。

(3) 新安装的临时蓄配水箱消毒方法为:先用自来水冲洗干净,再用漂白粉澄清液(1%~2%)或稳定性二氧化氯溶液(100~500mg/L)或次氯酸钠(1000~2000mg/L)或消毒灵(0.5%~1.0%)或过氧乙酸(0.5%)进行喷雾或擦拭(喷雾要求至完全湿润,用药量为50~100mL/m^2),并用自来水重新冲洗干净。

第四节　食源性和重大食品中毒事件的卫生应急处置

食源性疾病是由于食用或饮用了被致病因素污染的食物或饮料引起的疾病。常见的致病因素有致病微生物、天然毒素、寄生虫和有毒有害化学物质。根据1988年的调查数据,我国每年因食物和水不卫生而导致的食源性或水源性腹泻病约为8.36亿例次。根据世界卫生组织(WHO)统计,全球每年仅5岁以下儿童的腹泻病例就达15亿例次,造成300万儿童死亡,其中约70%是由于各种致病微生物污染的食品和饮水所致。"民以食为天",食品安全成为公众关心的热点,食源性疾病是对人类健康危害最大的一类疾病。发生食源性和重大食品中毒事件时,基层社区应在当地疾控机构和其他专业机构指导下,及时协助开展事件风险排查、信息的收集、事件的报告和现场处置工作。

一、食源性和重大食品中毒事件的报告

(一) 责任报告单位和责任报告人

发生食源性疾病或食物中毒的事故单位、突发公共卫生事件监测报告机构、收治中毒病人的医疗卫生单位和机构为责任报告单位,各级各类医疗卫生机构的医疗卫生人员、个体开业医生为责任报告人。在发现30例及以上食物中毒或者疑似食物中毒病例时,或发现食物中毒或者疑似食物中毒致人死亡时,应当立即以最快的方式向当地卫生行政部门指定的单位或机构进行报告。

(二) 报告内容

报告内容包括发生食物中毒或食源性疾病的单位、地址、时间、中毒人

数、主要临床表现、可疑食物、处理情况、联系电话等有关内容,还包括报告单位、报告人及联系方式等。

（三）接报和核实

卫生行政部门及其所辖的疾病预防控制部门或卫生监督部门在接到食物中毒及食源性疾病时,应对报告的时间、地点、发生的主要情况以及报告人等基本情况进行核实甄别,将报告简要如实记录,并将核实后的情况向本单位领导报告。

（四）报告时限

（1）突发公共卫生事件的监测报告机构和有关单位发现属于突发公共卫生事件的食物中毒后,应当在2小时内尽快向所在地区的县级卫生行政部门报告。

（2）县级以上地方人民政府卫生行政部门指定的负责接受食物中毒报告的部门,在对中毒事件核实无误后2小时内,同时进行网络直报。

（五）报告方法

发生30例及以上的食物中毒及食源性突发公共卫生事件,或其他需要实施紧急报告的均须执行应急报告制度,并应随时报告事态进展情况,同时应选用电话、传真、网络或书面报告方式进行报告。

1. 电话、传真报告

接报单位应当在对食物中毒及食源性突发公共卫生事件核实无误后,在2小时内以电话、传真形式,报告卫生行政部门或疾病控制机构。

2. 网络报告

县级卫生行政部门指定的报告单位或接报单位,须按照网络报告的规定报告。

（1）初次报告:制作并填写《突发公共卫生事件初次报告记录单》,经主管领导核准后,进行网络直报。

（2）进程报告:从初次报告后当天起,每24小时将事故的发展和调查处理工作进程进行一次报告。

（3）结案报告:在对事件调查处理结束后2小时内,应对本起事件的发生、发展、处置、后果等进行全面汇总和评价,制作并填写《突发公共卫生事件结案报告记录单》,进行网络直报。

3. 书面报告

现场调查和处理后24小时内应填写《食源性突发公共卫生事件报告表》。撰写食源性突发公共卫生事件的专题总结报告,将报告提交有关部门。食物中毒及食源性突发公共卫生事件为可疑投毒的,报告人应立即报告同级公安部门。

二、调查与处理

（一）调查与处理的目的

（1）查明事件的发生经过：包括确定食源性疾病的病例，查明原因食品，确定致病因子（化学毒物或寄生虫或细菌或其他有毒动植物），查明导致事件的因素或原因。

（2）提出并采取控制事态发展的措施并对中毒患者进行抢救和治疗。

（3）收集对违法者实施处罚的证据，提出预防类似事件再次发生的措施和建议。

（4）积累食物中毒资料，为改善食品卫生管理提供依据。

（二）启动调查

在接到突发事件的报告后，负责现场调查的专业机构应立即组织突发事件应急队伍。应急队伍应当携带事先准备好的物资或设备奔赴现场。尽早通知实验室人员突发事件的类型、食物样品和临床标本的大概数量及抵达实验室的时间，咨询有关收集、保存和运输样品和标本的方法。

（三）流行病学调查

1. 调查病例和高危人群

应当十分重视首发病例，详细询问并记录病人的症状和体征、发病时间和日期。使用医院病历核实病人的报告。尽量调查所有病例及事件相关人员（高危人群）的发病情况。如果发病人数较多，可先随机选择部分人员进行调查。选择最了解事件情况的有关人员，详细了解有关食物的来源、加工方法、加工过程、存放条件、进食人员等情况。

收集发病前 72 小时的详细饮食情况、就餐地点，询问近期旅游、聚会的情况，询问食源性疾病的高危因素，如食物接触史、生食习惯、日常饮食嗜好，根据结果填写《食源性突发公共卫生事件个案现场调查表》，调查完毕须请被调查者签字认可。

2. 建立病例定义

病例定义是用于调查的目的，根据临床和实验室标准以及疾病的时间、地点和人群分布，决定个体是否罹患某种特定疾病，或是否属于"病例"类别的一组标准。在现场调查早期，建议使用一个"较为宽松"的"病例"定义。例如，病例是指某特定时期内在特定场所就餐并发生腹泻的个体，随着调查的不断深入，也许需要修改这个定义。应急小组在准备发布新闻时，需要仔细考虑哪些人被称作"病例"，尽量避免造成混淆。

3. 建立流行病学关联

如果类似疾病在几小时或几天之内发作,则存在时间关联;如果个体在相同的地点购买食物、在相同的场所就餐、参加共同的事件或居住在相同的地区,则存在地点关联;如果病人具有相同的年龄、性别、种族或职业,则存在人群关联。

4. 形成假设

根据病例访谈、实验室和现场调查获得的信息,形成有关突发事件原因及公共卫生影响的初步假设。

5. 调查其他病例和对照

查阅近期处理的其他食源性疾病问题,联系邻近的其他医疗机构和那些已接受调查的人员,获得食品生产经营单位的票据,发现与病例存在流行病学关联的其他病例。

询问综合病症中常见的症状和体征、就餐时间和发病时间。向每个调查对象询问食物的摄入情况(食物菜单)。询问人数取决于就餐人数及就餐人群的感染比例。如果高危人群的人数不超过100个,则询问每个个体;如果涉及数百人,则询问具有代表性的样本人群。确保获得病例和极有可能暴露于致病因子的健康个体的临床标本。

对照是指未患所调查的疾病,但与病例具有可比性的个体。对照的调查表与病例相同。对照来源主要有病例的家属、同学或同事等,病例的邻居或所在同一住宅区内的非病例或健康人,社区人口中的非病例或健康人群等。如果调查时发现对照者本人在过去一个月内曾经发生腹泻,或实验室检验结果表明对照的家属感染了致病因子,那么在资料分析时需要将这个对照者的资料剔除。

(四)现场调查

现场调查的目的主要是确定引发事件的因素,确保已采取措施纠正事件的引发因素,应当及早启动环境调查工作。

1. 收集可疑食物样品、环境样品及食品加工人员标本

现场调查人员应当尽一切努力完成样品采集工作,包括剩余可疑食物、食品容器和工器具表面涂抹等。为避免在调查期间重要的证据被无意丢弃,应当在危害分析之前收集剩余的可疑食物。根据原料的来源和加工环境,采集原料、工器具等进行实验室检测。了解包括厨师在内的食品加工人员的健康状况,排除或确认食物污染的可能性。如有必要,应当采集食品加工人员的手拭或肛拭标本。

2. 可疑食物的危害分析

采访食品加工制作的主管人员,详细了解可疑食物加工制作流程,将每种可疑食物的各个加工操作环节绘制成操作流程图,注明各个环节工作人员的姓名,分析并标明可能存在危害的环节及危害发生的概率。

获得每种可疑食物的原料清单,注意近期配料的变化。列出可疑食物的制备量。如果制备量过大,提示可能存在冷却或食品加工程序中的问题,尤其食物是在食用的前一天或前几天制备的。收集加工日期和加工时间的信息,提示食物的保存时间或保存温度是否恰当。

如果怀疑可疑食物在源头受到污染,就应当从生产经营者或消费者处获得以下信息,包括商标、产品名称、批号、包装类型、货架期、购买日期、规格或重量、制造商、销售商和零售商的名称和地址,上述信息有助于追溯污染源。

采访加工制作人员,了解可疑食物的加工制作方法。现场检查可疑食物的加工制作过程,重点了解食品原料及其来源,加工方法是否杀灭或消除可能的致病因子,加工过程是否存在交叉污染,设备工具清洗是否充分,是否有不当贮存,剩余食品是否再加热后食用等。如有必要,应当现场测定食品加工的时间或温度。

记录现场调查过程中发现的食品污染和违反法律法规的情况,必要时进行照相、录像。

3. 食物中毒及食源性疾病引发因素的确认

(1) 与污染有关的因素

① 原料污染:可疑食物或食物成分在加工制备前已受到致病因子的污染。

② 加工人员污染:加工可疑食物的人员感染了疾病,或怀疑在食品制备期间感染了疾病。

③ 交叉污染:在食物的加工制备过程中,致病因子通过操作者的手、加工设备、加工工具、水滴等进入可疑食物。

④ 工具容器污染:制备或贮存可疑食物的工具容器受到致病因子的污染。

⑤ 天然毒素:可疑食物中天然存在的有毒物质,例如毒蕈的毒素、贝类毒素、某些鱼类的组胺等。

⑥ 有毒容器:可疑食物中的化学物质来源于食品容器的制作材料,有毒物质溶出后进入可疑食物。

⑦ 投毒与食用未经过任何热处理的食物。

⑧ 误食与误用:有毒物质因泄漏或偶然喷洒等原因进入食物,或误将有

毒物质当作食物或将有毒物质混入食物；食品中偶然过量加入某些认可的成分，导致食物无法食用，例如咸肉中加入过量的亚硝酸盐。

（2）与微生物存活有关的因素

① 烹饪或再加热不充分：食物烹饪或再加热的时间/温度不充分，未能灭活病原体。

② 酸化不充分：食酸量、腌泡汁浓度和（或）腌泡时间不够，未能灭活病原体。

③ 与微生物繁殖或毒素形成有关的因素。例如，食物因贮存不当（食物冷却、冷藏或保温不当），长时间处于病原菌适宜生长温度范围内，导致病原体繁殖到感染剂量或产生毒素；食品从制备到消费间隔时间太长，导致病原体有足够的时间繁殖到感染剂量或产生毒素。

④ 其他：加工不当，如扁豆烹调过程中加热不充分，未能将有害物质去除。

（五）样品和标本的采集与处理

可疑突发事件调查初期，应当尽早通知实验室检验人员，检验人员可以对临床标本、食物样品和环境样品的抽样、运输和贮存等提出建议；根据初步结果提出进一步采样的建议；报告和解释实验室检验结果。

应当尽早收集临床标本，因为某些病原体和大多数细菌毒素仅在发病后的短时间内能够检出。所有标本必须给予一个特定的编号，以利于资料的检索。如果突发事件可能来源于动物，卫生部门应当尽早与农业部门联络。

1. 可疑食物样品

（1）无菌采集样品应放入灭菌罐或塑料袋，使用正式封条或胶带等密封，在低温送抵实验室之前，保证样品的完整性。容器上应标明采集人姓名、采集地点、日期和时间、产品名称、样品编号等。

（2）供实验室检测的样品采样量应当满足所有的检测项目，通常为200～500g(ml)。

（3）在样品采集前记录贮存食品的房间、冰箱或温热装置的温度。在样品采集后，测量并记录剩余食品的温度。

（4）未冷冻的易腐烂食物样品在采集后应当迅速冷却到4℃以下直到检验。不得冷冻贮存食物样品，因为某些病原体在冷冻贮存条件下会迅速死亡。样品应当放入温度适当的保温容器，尽快送抵实验室。

（5）需要检测有机磷农药或重金属的，不能使用塑料容器装食物，以避免塑料中的化学物溶出后干扰分析结果。

2. 临床标本

尽快获得临床标本,首批病例的实验室检验信息将有助于医生治疗继发病例。尽量在病人治疗前收集标本。如患者已采取治疗措施,应详细了解治疗药物的种类、药量及服药时间,仍然要采集病人的标本。

(1) 粪便。如果病人发生腹泻,采集粪便标本或肛拭。

① 用于检测细菌的标本:采集病人的粪便。将拭子在粪便中旋转15秒后放入运送培养基中,尽快将培养基运送至实验室。

② 用于检测病毒的标本:采集病人发病48小时内的粪便标本。粪便中不加任何运输培养基或其他液体。粪便盒放入加冰的保温容器中,保证标本48小时内处于低温状态。

③ 用于检测寄生虫和虫卵的标本:收集病人1~2天内的3次正常排便。新鲜粪便标本(不超过2~5小时)与防腐剂(聚乙烯醇和甲醛)充分混匀。在室温条件下,或在包装盒中加冰袋运送标本(勿冷冻)。由于肠道寄生虫检验的粪便标本容器中通常含有防腐剂,不适合放置用于检验细菌或病毒的标本。

(2) 肛拭。将拭子小心插入直肠括约肌内约2.5厘米处,轻柔旋转拭子。拭子上应当可以看到粪便。其余参见粪便的处理。

(3) 呕吐物。如果病人发生呕吐,收集呕吐物。在送抵实验室之前,冷藏标本,不要冷冻。

(4) 血液。如果病人有发热症状伴全身症状,或怀疑是感染性病因或肉毒中毒,应采集血液标本。发热病人应立即采集急性期血液(发病后1周内),6周内再次采集恢复期血液(通常是2~4周后)。采集粪便标本的病人,也应同时收集血液标本。

使用不加抗凝剂的无菌注射器采集或采用真空采血管选择加或不加抗凝剂10mL(成人)或3mL(儿童)或1~2mL(婴儿)血液。1000r/min离心10分钟,将血清倾入小的螺帽管中,-18℃下贮存。如果不能立即分离血清,将血液标本4℃下冷藏保存直至血凝块形成,无菌操作将血清移入空管。

血液标本可以用于检测抗体、病原体或抗毒素。假如血液标本用于检测抗体,除非天气非常炎热,否则标本不用冷藏,但必须避免阳光直接照射。

不要冷冻全血,因为所产生的溶血会干扰血清学反应。如果试图分离病毒,将血凝块管和血清管插入酒精-干冰容器中快速冷冻。运输前将血凝块和血清放在干冰上,-70℃下贮存。

(5) 尿液。用无菌瓶(罐)收集30mL中段尿,立即送实验室检测。

3. 样品和标本的运输

(1) 使用油性记号笔在容器上标注信息,包括病例识别号、标本号、采样日期和时间、检验项目等内容。

（2）密封所有容器,使用保温容器运送样品。

（3）冷冻或冷藏样品在运输期间应保持原有的冷冻或冷藏状态。冷冻食品置于干冰上运输；易腐烂食品和病毒标本置于冰块或冰盒上运输；罐装和低湿度食品以及寄生虫标本室温条件下运输。

（六）采取控制措施

对造成或可能造成食源性突发公共卫生事件的食品,卫生行政部门应采取下列临时控制措施：

（1）封存造成或可能造成食源性突发公共卫生事件的食品及其原料。

（2）封存被污染的食品工用具。

（3）召回已售出的造成或可能造成食源性突发公共卫生事件的食品。应当通报消费者及有关部门,确保可疑食物全部被召回。如有必要,还应将有关情况通报食品药品监管部门。

（4）经过检验,属于被污染的食品,予以销毁或者安全化处理；未被污染的食品予以解封。

对造成突发事件或者有证据证明可能导致突发事件的食品生产经营单位,卫生行政部门应当采取下列相应措施：

（1）在突发事件的初期,封存相应的食品生产经营单位,责令其停止生产经营活动。

（2）责令改正不正确的食品加工制作习惯。

（3）责令受感染的食品加工人员离开工作岗位,直至临床症状消失48小时后。

（4）封存造成或者可能导致食源性突发公共卫生事件的食品及其原料、工用具、设备等。

（5）配合调查,按卫生行政部门的要求如实提供有关材料和样品。

（七）资料分析与事件的确认

1. 临床资料分析

推算每种症状或体征的出现频率,采用具有某种症状或体征的病人数除以病例总数,再乘以100。潜伏期是指摄入受污染食物到最早临床症状出现的时间间隔。其长短取决于致病因子、个体耐受力、致病因子摄入量等因素,个体潜伏期存在差异。计算每个病例的潜伏期,根据最短和最长潜伏期推出潜伏期范围,计算潜伏期中位数。突出症状和体征以及潜伏期中位数和范围,可以提示发病系感染性疾病,抑或为中毒性疾病,由此提示最恰当的实验室检测项目。

2. 确定可疑餐次

采用以下四种方法确定共同就餐人群的暴露时间：

（1）计算人群食用不同餐次的罹患率，而可疑食物就在这些餐次中。食用某特定餐次后的发病人数除以该餐次的就餐人数并乘以100，获得不同餐次暴露人群的罹患率。以同样的方法计算未就餐人群的罹患率。计算疾病潜伏期内每个共同餐次的罹患率。可疑餐次就是就餐人群罹患率最高而未就餐人群罹患率最低的那个餐次。

（2）比较病例对照研究的比值比，或比较队列研究的相对危险度。

（3）如果已经确认或怀疑是某种疾病，那么从共同来源流行曲线的顶点出发，向后推算一个平均潜伏期。可疑餐次就在疾病潜伏期范围内，接近潜伏期中位数。

（4）绘制一张图表，将每个餐次列在 X 轴，每个病例列在 Y 轴。如果病人在某个餐次就餐，就在图上做个标记，可疑餐次是所有病例或大多数病例参与的那个餐次。

3. 流行病学资料分析

如果知道与事件有关的整个人群，并能询问疾病和暴露情况，可以采用队列研究。如果疾病的危险人群非常大，分析中不可能包含所有的个体，可以采用病例对照研究。如果可疑食物的罹患率相近，可以进行分层分析。

关联分析就是要量化暴露因素与突发事件之间统计学关联的强度和大小。相对危险度是比较队列研究中不同暴露人群之间的发病率。病例对照研究中表示疾病和暴露之间联系强度的指标为比值比。Fisher 精确概率法和 χ^2 检验常用于四格表资料的统计学处理。

4. 事件的确认

依据 GB14938《食物中毒诊断及技术处理总则》以及卫生部颁布的相关食物中毒诊断标准，并结合以下情况做出诊断：

（1）与进食的关系。中毒病人在相近的时间内均食用过某种共同的中毒食品，未食用者不发病，发病者均是食用者。停止食用该种中毒食品后，发病很快停止。

（2）食物中毒特征性的临床表现。发病急剧，潜伏期短，病程亦较短，同一起食物中毒的病人在很短的时间内同时发病，很快形成发病高峰、相同的潜伏期，并且临床表现基本相似（或相同）。一般无人与人之间直接传染，其发病曲线没有尾峰。

（3）食物中毒的确定应尽可能有实验室资料。从不同病人和中毒食品中检出相同的病原体，但如果由于报告的延误造成采样不及时或采不到剩余中毒食品或者病人已用过药,或其他原因未能得到检验资料的阳性结果,通过流行病学分析,可判定为原因不明的食物中毒。

（八）报告与信息发布

公众和媒体高度关注突发公共卫生事件,在处理突发事件时应当注意以下几个方面：

（1）统一口径,指定专人向媒体发布信息,其他任何人员未经授权不得对外公布相关信息。

（2）应急小组应当及时召开会议,事先确定新闻发布稿的内容。

（3）如果突发事件涉及多个地区,不同地区之间应当保持密切联系,确保行动协调一致。

食源性和重大食品中毒事件调查处理流程如图3-1所示。

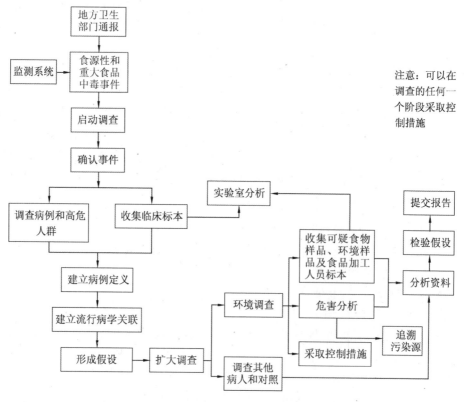

图3-1 食源性和重大食品中毒事件调查处理流程

第五节 化学中毒事件的卫生应急处置

目前,全球已登记化学物2600万种,其中有64万种实现了商业用途,日常接触的化学商品有25万种,每天平均有20种新的化学物进入我们的生活和环境中。许多化学品都对人体健康有毒有害,同时又与人们的生产生活密切相关。化学中毒事件时有发生,已成为人类共同面临的突出的公共卫生问题。

因此,社区医疗卫生机构了解有毒化学物质的基本知识,掌握化学中毒事件应急处置方法,对保障广大劳动者及中毒人群身体健康、提高劳动生产率、减少企业和社会的经济损失、维护社会的安定有重要的意义。

一、毒物的分类

(一)刺激性气体

刺激性气体是指对眼和呼吸道黏膜有刺激作用的气体,它是化学工业中常遇到的有毒气体。刺激性气体的种类甚多,最常见的有氯、氨、氮氧化物、光气、氟化氢、二氧化硫、三氧化硫和硫酸二甲酯等。

(二)窒息性气体

窒息性气体是指能造成机体缺氧的有毒气体。窒息性气体可分为单纯窒息性气体、血液窒息性气体和细胞窒息性气体。如氮气、甲烷、乙烷、乙烯、一氧化碳、硝基苯的蒸气、氰化氢、硫化氢等。

(三)农药

包括杀虫剂、杀菌剂、杀螨剂、除草剂等农药的使用对保证农作物的增产起着重要作用,但如生产、运输、使用和贮存过程中未采取有效的预防措施,可引起中毒。

(四)有机化合物

大多数有机化合物属有毒有害物质。例如,应用广泛的有机溶剂苯、二甲苯、二硫化碳、汽油、甲醇、丙酮等,苯的氨基和硝基化合物,如苯胺、硝基苯等。

(五)金属和类金属

常见的金属和类金属毒物有铅、汞、锰、镍、铍、砷、磷及其化合物等。

(六)高分子化合物

高分子化合物本身无毒或毒性很小,但在加工和使用过程中,可释放出游离单体,对人体产生危害,如酚醛树脂遇热释放出苯酚和甲醛具有刺激作用。某些高分子化合物由于受热、氧化而产生毒性更为强烈的物质,如聚四氟乙烯塑料受高热分解出四氟乙烯、六氟丙烯、八氟异丁烯,吸入后引起化学性肺炎或肺水肿。高分子化合物生产中常用的单体多数对人体有危害。

二、化学中毒类型与特点

（一）化学中毒类型

1. 职业中毒

在职业活动中接触的毒物包括生产过程中的原料、中间体、辅助剂、杂质、成品、副产品、废弃物等。在工业生产中经常接触的有毒物质,称作生产性毒物或工业毒物。工业毒物常以气体、蒸气、烟、尘、雾等形式存在于生产环境。当前,职业中毒问题最为突出,急性职业中毒事件明显多发,恶性事件有增无减。

2. 环境污染所致的中毒

由于化学毒物污染大气、水源、土壤,直接使染毒区居民发生群体性中毒,其中既有急性中毒,也有慢性中毒。

3. 农药中毒

杀虫剂、灭鼠药、除草剂等农药的广泛使用,包括生产性与非生产性的各种农药中毒。

4. 化学源性食物中毒

化学毒物污染食品导致的中毒、误食、人为投毒、制造恐怖事件等。

5. 药物中毒

药物滥用、误服、过量、药物不良反应、过敏等因药物引起的中毒。

6. 其他

日常生活中使用伪劣的化妆品、染发剂导致的铅、汞中毒,家居装修污染所致的苯、甲醛中毒,服毒自杀等。

（二）化学中毒事件的特点

1. 突发性

多发生于毒物生产车间,也常见于运输、贮存和使用化学品等部门。往往人数多、病情重、危及范围大,需要最快速、最有效的医疗急救服务。

2. 复杂性

化学品种类繁多,所致损害的靶器官不同,有时因多种化学品混合作用,显示多脏器受损,有时并发化学性灼伤,病情错综复杂。

3. 紧迫性

大批病伤员同时出现,应根据病情,紧张而有序地分类安排,分清轻、中、

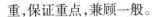

重,保证重点,兼顾一般。

4. 影响面大

中毒事件常影响厂区或事件发生区周围环境和居民的身体健康。

中毒者病情轻重与接触途径、时间、接触量及个体易感性有关。

三、化学中毒事件的应急处置原则

(一) 分区

化学中毒事件发生后,首先要对事件给健康可能带来的危害进行评价,这些评价应包括毒物(化学物本身和其新生成物)毒性和物理(爆炸、倒塌)伤害。在毒物或物理伤害较重时,要使用个人防护装备(防护毒物的和机械伤害所需的)。

根据危害程度,要立即将事件现场分出不同级别的危险区域。

1. 热区(红区)

热区是紧邻事件污染现场的地域,一般用红线将其与其外的区域分隔开来,在此区域的救援人员必须配备防护装置,以避免被污染或受到物理伤害。

2. 温区(黄区)

温区是指围绕热区以外的区域。在此区域的人员要穿戴适当的防护装置避免二次污染的危害,一般以黄色线将其与其外的区域分隔开来,此线也称为洗消线。所有出入此区域的人必须在此线内进行洗消处理。

3. 冷区(绿区)

冷区位于洗消线外,患者的抢救治疗、支持及指挥机构设在此区。事件处理中也要控制进入事件现场的人员,公众、新闻记者、围观者和当地居民可能试图进入现场,会对他们本人和其他人带来危险。因此,首先要建立的分离线是冷线,以控制人员进入。

位于热区的伤亡人员一般要由消防人员抢救出,并通过特定的通道将其转移过热线,交给位于温区的救护人员。为使救护人员避免污染,被污染的伤亡人员要在被洗消后转移到温区,最好能够建立洗消区。洗消区分成两种,一种处理伤亡人员,另一种处理穿防护服的救援人员。在伤员转运到医疗机构前,要将伤员进行伤检分类,以便使伤员得到最有效的救治。

(二) 现场抢救原则

1. 及时控制事件的发展

将中毒者转移到污染区的上风或侧风方向,避免继续吸入中毒,对事故源进行技术处理。

2. 对呼吸道加以防护

对通过呼吸道吸入中毒者,应及时进行呼吸道防护。如对刺激和窒息性气体,可以使用防毒面具、防毒口罩或用湿毛巾暂时捂住口鼻撤离染毒区。

3. 及时采用心肺复苏

对呼吸心跳停止者,应立即进行人工呼吸及体外心脏按压,尽快采用心肺复苏措施,维持呼吸循环,以便进一步急救治疗。

4. 及时进行彻底的洗消

对皮肤及眼污染者,应及时用清洁水冲洗皮肤及眼,脱去污染服装。根据毒物分类,还可以配制特殊消毒液进行洗消。特别是对通过皮肤吸收的有毒化合物,消除越早越彻底,效果越好。

5. 严密观察,切莫贻误病情

对有些窒息性气体,接触毒物时先有刺激症状,经过一定时间后,染毒者或接触者会出现症状有所缓解的假象。对于这类毒物中毒者,必须进行监护,直到在潜伏期后仍无异常出现,方可解除监护,以防止出现肺水肿等严重病变。

6. 尽早使用特效抗毒剂

对于有特效解毒剂的中毒,应尽早使用特效抗毒剂进行现场急救。

7. 合理采用对症治疗

对有烧伤及外伤的人员,应及时按烧伤及外伤进行合理处理,以缓解伤员痛苦。

（三）抗毒治疗

对于速效性化学毒物中毒,有的有特效抗毒剂,如能在现场及时使用,可以挽救生命,给继续治疗创造条件。因此对于化学中毒事件的中毒人员,除了采取一般急救治疗措施外,还必须对中毒人员进行专科治疗。救援人员要掌握特效抗毒药物的使用和救治技术,使在发生事故后,能在专科医生的指导下对群体中毒人员制订较好的治疗方案,以利于对中毒人员的抢救,避免因治疗不当而延误时机。

（四）对症处理

许多化学事件发生后,除要对现场中毒者进行急救或特效药物治疗外,还应对化学事件的中毒伤员进行对症治疗和综合治疗。对酸碱气体中毒者,特别是呼吸道吸入者,及时的对症处理十分必要;对窒息性气体中毒者,预防和治疗肺水肿的发生,也至关重要,特别是对那些有潜伏期的毒物更应该引起我们的重视。某些毒物可通过皮肤吸收,如果不能及时脱去被污染的衣服,对染毒皮肤尽快洗消,势必会加速毒物的吸收,而且还会使中毒症状复发。虽然不同毒物处理原则相似,但具体处理方法仍有不同。因此,对于化学事件的处理,必须首先弄清楚是什么化学毒物中毒,绝不可盲目处理,以免发生意外。

四、常见化学中毒的应急处置

(一)急性氨中毒

氨(NH_3)是一种刺激性气体。急性氨中毒是指在短期内吸入较大量氨气引起的以呼吸系统损害为主的全身性疾病,常伴有眼、皮肤和呼吸道黏膜灼伤。

1. 概述

氨在常温常压下是具有辛辣刺激性臭味的无色气体,易液化成无色液体,易溶于水和乙醇,其水溶液为氨水。人接触氨气浓度达到 $140mg/m^3$ ~ $210mg/m^3$ 时可明显感到不适,$553mg/m^3$ 时可立即出现强烈的刺激症状,$3500mg/m^3$ ~ $7000mg/m^3$ 浓度下可立即死亡。

氨主要经呼吸道吸入进入人体,氨水也可经胃肠道吸收。触氨中毒常见于:输氨管道、储氨钢瓶或储槽意外破损爆裂,检修过程中液氨外逸,硫铵、碳酸氢铵、尿素、氨水等多种化肥制造业,制碱、制药、鞣皮、塑料、树脂、染料、炸药、合成纤维等各种有机化学工业,用作冷冻剂、防冻剂和石油精炼、炼钢等工业;偶见于喷洒氨水作业。

2. 中毒事件的调查和处理

(1)现场处置人员的个体防护

现场救援时,首先要确保工作人员安全,同时要采取必要措施避免或减少公众健康受到进一步伤害。现场救援和调查工作要求必须 2 人以上协同进行,并应携带通信工具。进入氨气浓度较高的环境内(如出现昏迷/死亡病例或死亡动物的氨气泄漏核心区域,或现场快速检测氨气浓度高于 $360mg/m^3$),必须使用自给式空气呼吸器(SCBA)和 A 级防护服,并佩戴氨气气体报警器;进入氨气泄漏周边区域,或现场快速检测氨气浓度在 $30mg/m^3$ ~ $360mg/m^3$ 之间,选用可防含 K 类气体和至少 P2 级别颗粒物的全面型呼吸防护器(参见 GB 2890—2009),并佩戴氨气气体报警器,穿戴 C 级防护服、化学橡胶手套和化学防护靴。进入已经开放通风,且现场快速检测氨气浓度低于 $30mg/m^3$ 的环境,一般不需要穿戴个体防护装备。

现场洗消人员在给液氨/高浓度氨气灼伤病人洗消时,应使用可防含 K 类气体和至少 P2 级别颗粒物的全面型呼吸防护器、C 级防护服、化学防护手套和化学防护靴。

医疗救护人员在现场医疗区救治中毒病人时,可戴乳胶或化学防护手套和防护眼罩。

(2)中毒事件的调查

调查人员到达中毒现场后,应先了解中毒事件的概况。现场调查内容包括现场环境状况、气象条件、通风措施、生产工艺流程等相关情况,并尽早进行现场空气氨气浓度测定。同时,就事件现场控制措施(如通风、切断危害源等)、救援人员的个体防护、现场隔离带设置、人员疏散等向现场指挥提出建议。

调查中毒病人及相关人员,了解事件发生的经过,人员接触毒物的时间、地点、方式,中毒人员数量、姓名、性别、工种,中毒的主要症状、体征、实验室检查及抢救经过。同时向临床救治单位进一步了解相关资料(如抢救过程、临床治疗资料、实验室检查结果等)。

对现场调查的资料做好记录,进行现场拍照、录音等。取证材料要有被调查人签字。

(3)现场空气中氨气浓度的检测

现场空气中氨气快速检测设备均带有采气装置,要尽早对现场的空气进行检测。检测方法推荐使用检气管法或便携式氨气检测仪法。

(4)中毒事件的确认和鉴别

同时具有以下三点,可确认为急性氨中毒事件,但应注意与氯气、二氧化硫、一甲胺等其他刺激性气体所导致的中毒事件鉴别。

① 中毒病人有氨接触机会。

② 中毒病人短时间内出现以呼吸系统损害为主的临床表现,常伴有眼、皮肤黏膜的灼伤。

③ 中毒现场空气采样氨气浓度增高,或有明确的氨暴露证据。

(5)现场医疗救援

现场医疗救援的首要措施是迅速将中毒病人移离中毒现场至空气新鲜处,脱去被污染的衣服,松开衣领,保持呼吸道通畅,注意保暖。有条件时,协助消防部门对危重病人进行洗消。当出现大批中毒病人时,应首先进行现场检伤分类,优先处理红标病人。

① 现场检伤分类

具有下列指征之一者为红标:咯大量泡沫样痰,严重呼吸困难,昏迷,窒息。

具有下列指征之一者为黄标:眼灼伤,皮肤灼伤。

具有下列指征者为绿标:流泪、畏光、眼刺痛、流涕、呛咳等。

同时具有下列指征者为黑标:意识丧失,无自主呼吸,大动脉搏动消失,瞳孔散大。

② 现场医疗救援

红标病人要立即吸氧,建立静脉通道,可使用地塞米松 10～20mg 肌肉注射或稀释后静脉注射。窒息者,立即予以开放气道。黄标病人应密切观察病情变化,有条件者可给予吸氧,及时采取对症治疗措施。皮肤和眼灼伤者,立即以大量流动清水或生理盐水冲洗灼伤部位 15 分钟以上。绿标病人在脱离环境后,暂不予特殊处理,观察病情变化。

③ 病人转送

中毒病人经现场急救处理后,应立即就近转送至综合医院或中毒救治中心继续观察和治疗。

3. 中毒样品的采集与检测

(1) 采集样品的选择

在中毒突发事件现场,空气样品是首选采集的样品。此外,可根据中毒事件的现场调查结果,确定应采集的其他样品种类。

(2) 现场检测样品的采集方法

使用检气管法或便携式氨气检测仪,采样方法见仪器说明书。

(3) 实验室检测

① 样品的采集方法:在现场选择的采样点,将两只装有 5.0mL 吸收液(硫酸溶液,0.005mol/L)的大型气泡吸收管串联,以 0.5L/min 流量采集 15 分钟空气样品。

② 样品的保存和运输:采样后,封闭吸收管的进出气口,置清洁容器内运输和保存。样品采集后应在 48 小时内送上级有关部门测定。

③ 推荐的实验室检测方法:氨的纳氏试剂分光光度法(参见 GBZ/T160.29—2004)。

4. 病人交接

将中毒病人送到医院后,由接诊医护人员与转送人员对中毒病人的相关信息进行交接,并签字确认。

5. 应急反应的终止

中毒事件的危险源及其相关危险因素已被消除或有效控制,未出现新的中毒病人且原有病人病情稳定在 24 小时以上。

(二) 急性一氧化碳中毒

一氧化碳(CO)是一种窒息性气体。急性一氧化碳中毒是指较短时间(数分钟至数小时)内吸入较大量一氧化碳后引起的以中枢神经系统损害为主的全身性疾病。

1. 概述

一氧化碳为无色、无臭、无刺激性的气体,比空气稍轻。成人急性吸入中毒剂量约为 600mg/(m^3·10min),或 240mg/(m^3·3h);吸入最低致死剂量约为 5726mg/(m^3·5min)。

一氧化碳通过呼吸道吸收进入人体。接触一氧化碳的常见机会有炼钢、炼焦等冶金生产,煤气生产,煤矿瓦斯爆炸,氨、丙酮、光气、甲醇等的化学合成,使用煤炉、土炕、火墙、炭火盆等,煤气灶或煤气管道泄漏,使用燃气热水器,汽车尾气,使用其他燃煤、燃气、燃油动力装备等。

2. 中毒事件的调查和现场处理

现场救援时首先要确保工作人员安全,同时要采取必要措施避免或减少公众健康受到进一步伤害。现场救援和调查工作要求必须 2 人以上协同进行。

(1) 现场处置人员的个体防护

进入一氧化碳浓度较高的环境内(例如煤气泄漏未得到控制的事故现场核心区域,或者现场快速检测一氧化碳浓度高于 1500mg/m^3),须采用自给式空气呼吸器(SCBA),并佩戴一氧化碳报警器,防护服无特殊要求;进入煤气泄漏事故现场周边区域,未开放通风的生活取暖、汽车尾气等中毒事件现场,须使用可防一氧化碳和至少 P2 级别的颗粒物的全面罩呼吸防护器(参见 GB2890—2009),并佩戴一氧化碳气体报警器;进入已经开放通风的生活取暖、汽车废气等现场时,对个体防护装备无特殊要求。现场处置人员在进行井下和坑道救援和调查时,必须系好安全带(绳),并携带通信工具。

现场救援和调查工作对防护服穿戴无特殊要求。医疗救护人员在现场医疗区救治中毒病人时,无须穿戴防护装备。

(2) 中毒事件的调查

调查人员到达中毒现场后,应先了解中毒事件的概况。

现场调查内容包括现场环境状况,气象条件,生产工艺流程,通风措施,煤炉、煤气灶、燃气热水器及其他(燃煤、燃气、燃油)动力装备以及煤气管道等相关情况,并尽早进行现场空气一氧化碳浓度测定。就事件现场控制措施(如通风、切断火源和气源等)、救援人员的个体防护、现场隔离带设置、人员疏散等向现场指挥人员提出建议。

调查中毒病人及中毒事件相关人员,了解事件发生的经过及中毒人数、中毒病人接触毒物的时间、地点、方式,中毒病人的姓名、性别、中毒主要症状、体征、实验室检查及抢救经过等情况。同时向临床救治单位进一步了解相关资料(如事件发生过程、抢救过程、临床救治资料和实验室检查结果等)。

对现场调查的资料应做好记录,可进行现场拍照、录音等。取证材料要有被调查人的签字。

(3) 现场空气一氧化碳浓度的检测

一氧化碳的现场空气样品检测设备均带有采气装置,争取采集中毒环境未开放前的空气样品,必要时可模拟事件过程,采集相应的空气样品。检测方法可使用 CO 检气管定性或半定量测定,或使用不分光红外 CO 分析仪定量测定(参照 GB 3095—1996,GB/T 18204.23—2000,GBZ/T 160.28—2004)。

(4) 中毒事件的确认和鉴别

同时具有以下三点,可确认为急性一氧化碳中毒事件,但应与急性硫化氢、二氧化碳、氮气、甲烷和氰化氢中毒事件相鉴别,同时要注意是否存在混合窒息性气体中毒事件。

① 中毒病人有一氧化碳接触机会。

② 中毒病人短时间内出现以中枢神经系统损害为主的临床表现。

③ 中毒现场空气采样一氧化碳浓度增高,和(或)中毒病人血中碳氧血红蛋白(HbCO)浓度大于 10%。

(5) 现场医疗救援

现场医疗救援的首要措施是迅速将病人移离中毒现场至空气新鲜处,松开衣领,保持呼吸道通畅,并注意保暖。有条件的应尽早给予吸氧。当出现大批中毒病人时,应首先进行检伤分类,优先处理红标病人。

① 现场检伤分类

具有下列指征之一者为红标:昏迷,呼吸节律改变(叹气样呼吸、潮式呼吸),休克,持续抽搐。

具有下列指征之一者为黄标:意识蒙眬、混浊状态、抽搐。

具有下列指征者为绿标:头昏、头痛、恶心、心悸、呕吐、乏力等表现。

同时具有下列指征者为黑标:意识丧失,无自主呼吸,大动脉搏动消失,瞳孔散大。

② 现场医疗救援

对于红标病人,要保持复苏体位,立即建立静脉通道。黄标病人应密切观察病情变化。出现反复抽搐、休克等情况时,及时采取对症支持措施。绿标病人脱离环境后,暂不予特殊处理,观察病情变化。

③ 病人转运

中毒病人经现场急救处理后,尽可能转送至有高压氧治疗条件的医院进行治疗。

3. 中毒血液样品的采集和检验

（1）采集样品的选择

最好采集病人中毒8小时内的血液；死亡病人可采集心腔内血液，可不受时间限制。

（2）样品的采集方法

① 碳氧血红蛋白定性测定法：采集1mL静脉血放入肝素抗凝的试管中密封保存。

② 碳氧血红蛋白的分光光度法：用采血吸管取末梢血约10μL直接注入小玻璃瓶中（小玻璃瓶事先加入5g/L肝素溶液40μL），立即加帽，旋转混匀，密封保存。对死亡病人，用注射器抽取心腔血液5mL直接注入肝素抗凝的试管中，立即混匀，密封保存。

注意：采集容器大小以放入血液样品后只保留少量空间为宜，以防止留置过多空气干扰检测结果。

（3）样品的保存和运输

血液样品置于冷藏环境中保存和运输，样品采集后应尽快检测，最好在24小时内完成。

（4）推荐的实验室方法

① 碳氧血红蛋白的定性测定：碱化法定性测定碳氧血红蛋白。

② 碳氧血红蛋白的定量测定：血中碳氧血红蛋白的分光光度测定方法（参见GBZ 23—2002）。

4. 病人交接

将中毒病人送到医院后，由接收医院的接诊医护人员与转送人员对中毒病人的相关信息进行交接，并签字确认。

5. 应急反应的终止

中毒事件的危险源及其相关危险因素已被消除或有效控制，未出现新的中毒病人且原有病人病情稳定24小时以上。

（三）急性苯及苯系物中毒

苯及其同系物（苯系物）统称为芳香烃。急性苯及苯系物中毒是短期内接触较大量苯或苯系物后引起的以中枢神经系统损害为主的全身性疾病。

1. 概述

苯为具有特殊芳香味的无色透明油状液体，微溶于水，可与乙醇、乙醚、丙酮、汽油和二硫化碳等有机溶剂混溶。苯属中等毒类化合物，人在24000mg/m³浓度下接触30分钟有生命危险。甲苯、二甲苯、乙苯等苯系物大多为具有特殊芳香味的无色透明易挥发液体，难溶于水，可溶于醇、醚等有机溶剂,毒性大多为低毒。

苯及苯系物可经过呼吸道、胃肠道和皮肤、黏膜进入体内,其中呼吸道吸收是群体性中毒事件的主要接触途径。接触苯及苯系物的常见机会有:作为稀释剂、萃取剂和溶剂,用于油漆、喷漆、油墨、树脂、人造革和黏胶等作业场所;苯及苯系物的生产和运输;作为化工原料,用于制造塑料、合成橡胶、合成纤维、香料、药物、农药、树脂等作业场所;等等。

2. 中毒事件的调查和处理

(1) 现场处置人员的个体防护

现场救援时,首先要确保工作人员安全,同时要采取必要措施避免或减少公众健康受到进一步伤害。现场救援和调查工作要求必须2人以上协同进行,并配有通信设备。进入苯及苯系物生产、储存等事件现场时,如现场有中毒死亡病人或空气苯浓度超过 $9800mg/m^3$(甲苯浓度超过 $7700mg/m^3$,二甲苯浓度超过 $4400mg/m^3$),必须穿戴A级防护服和自给式空气呼吸器(SCBA);如空气苯浓度在 $10mg/m^3 \sim 9800mg/m^3$(甲苯浓度在 $100mg/m^3 \sim 7700mg/m^3$,二甲苯浓度在 $100mg/m^3 \sim 4400mg/m^3$),须选用可防含A类气体和至少P2级别颗粒物的全面型呼吸防护器(参见 GB 2890—2009),并穿戴C级以上防护服、化学防护手套和化学防护靴;中毒事件现场已经开放通风,且空气苯浓度在 $50mg/m^3$ 以下,一般不需要穿戴个体防护装备。现场处置人员调查和处理经口中毒事件时,一般不必穿戴个体防护装备。

现场救援人员清洗大面积皮肤污染的苯及苯系物中毒病人时,应选用可防含A类气体和至少P2级别颗粒物的全面型呼吸防护器,并穿戴C级以上防护服、化学防护手套和化学防护靴。

医疗救护人员在现场救治点救治中毒病人时,一般不必穿戴个体防护装备。

(2) 中毒事件的调查

调查人员应先了解中毒事件的概况,然后对事件相关场所和人员进行调查,并就事件现场控制措施(如关闭生产场所等)、救援人员的个体防护等向事件指挥部提出建议。

① 中毒事件相关场所的调查:调查内容包括涉及生产工艺流程、环境状况、通风措施、防护条件、人员接触情况等,并尽早采集相关场所的空气样品,有条件时可进行现场快速检测。

② 中毒事件相关人员的调查:调查对象应包括中毒病人、目击证人以及其他相关人员(如生产人员、采购人员、运输人员以及医疗救援人员等)。调查内容包括接触时间、接触物质、接触人数、中毒人数、中毒的主要症状、中毒

事件的进展情况、已经采取的紧急措施等。同时,向临床救治单位进一步了解相关资料(如抢救过程、临床治疗资料、实验室检查结果等)。

对现场调查的资料做好记录,进行现场拍照、录音等。取证材料要有被调查人的签字。

(3) 中毒样品的快速检测

要尽早对现场空气的苯及苯系物含量进行检测,检测方法推荐使用检气管法或光离子化检测仪。

(4) 中毒事件的确认和鉴别

同时具有以下三点,可确认为急性苯及苯系物中毒事件,但应注意与急性单纯窒息性气体中毒事件、急性一氧化碳中毒事件、急性硫化氢中毒事件等相鉴别。

① 中毒病人有苯或苯系物接触机会。

② 中毒病人出现以中枢神经系统损害为主的临床表现。

③ 中毒现场采样样品中苯或苯系物含量增高。

(5) 现场医疗救援

迅速将病人移离中毒现场至空气新鲜处;有皮肤污染者,立即除去污染衣物,有条件时,协助消防部门对危重病人进行洗消。中毒病人应保持呼吸道通畅,有条件时予以吸氧,注意保暖。当短期内出现大批中毒病人时,应首先进行现场检伤分类,优先处理红标病人。

① 现场检伤分类

具有下列指征之一者为红标:昏迷、抽搐。

具有下列指征之一者为黄标:谵妄状态、嗜睡、意识蒙眬、混浊状态。

具有下列指征者为绿标:头昏、头痛、乏力、恶心、呕吐等表现。

同时具有下列指征者为黑标:意识丧失,无自主呼吸,大动脉搏动消失,瞳孔散大。

② 现场治疗

对于红标病人要保持复苏体位,立即建立静脉通道。黄标病人应密切观察病情变化。出现反复抽搐,休克等情况时,及时采取对症支持治疗措施。绿标病人脱离环境后,暂不予特殊处理,观察病情变化。

③ 病人转送

中毒病人经现场急救处理后,应立即就近转送至综合医院继续观察和治疗。

3. 中毒样品的采集与检测

(1) 采集样品的选择

现场空气、呼出气、血内甲苯、二甲苯及尿马尿酸、甲基马尿酸的测定,能较好反映近期接触甲苯、二甲苯的浓度,为一良好的接触指标,可作为诊断与鉴别诊断的参考指标。采样应在中毒早期进行。

（2）样品的采集方法

① 气体样品:活性炭管采样,100mL/min 流量采集 15 分钟。

② 尿液样品:使用具塞或加盖的塑料瓶,采样量≥50mL。

（3）样品的保存和运输

所有样品采集后最好在 4℃条件下冷藏保存和运输。如无条件冷藏保存运输,样品应在采集后 24 小时内进行实验室检测。所有实验室检测后的样品应在冷冻条件下保存 3 个月,备用于实验室复核。

（4）推荐的实验室检测方法

采用气相色谱法测定工作场所空气中苯、甲苯、二甲苯、乙苯及苯乙烯浓度。（参见 GBZ/T 160.42—2007）

气相色谱法测定尿中苯酚参见 WS/T49—1996,WS/T50—1996。

分光光度法测定尿中苯酚参见 WS/T48—1996。

分光光度法测定尿中马尿酸参见 WS/T52—1996。

高效液相色谱法测定尿中马尿酸、甲基马尿酸参见 WS/T53—1996。

高效液相色谱法测定尿中苯乙醛酸和苯乙醇酸参见 WS/T54—1996。

4. 病人交接

将中毒病人送到医院后,由接诊医院的接诊医护人员与转送人员对中毒病人的相关信息进行交接,并签字确认。

5. 应急反应的终止

中毒事件的危险源及其相关危险因素已被消除或有效控制,其他可疑毒物已经完全收缴和销毁,未出现新的中毒病人且原有病人病情稳定 24 小时以上。

（四）急性有机磷酸酯类杀虫剂中毒

急性有机磷酸酯类杀虫剂中毒是短时间内接触较大量有机磷酸酯类杀虫剂后引起以神经系统损害为主的全身性疾病,临床表现包括毒蕈碱样、烟碱样和中枢神经系统三类症状。

1. 概述

有机磷酸酯类杀虫剂多为易挥发的油状液体,多数有蒜臭味,易溶于多种有机溶剂,多不溶于或微溶于水,遇碱性物质易分解破坏。

有机磷酸酯类杀虫剂可通过呼吸道、皮肤、黏膜和胃肠道吸收。常见接触机会有生产、包装、贮存、搬运、供销等环节,配制、喷洒、涂茎、施药工具修理等使用环节,误服、误用或投毒等。

2. 中毒事件的调查和处理

现场救援时,首先要确保工作人员安全,同时要采取必要措施避免或减少公众健康受到进一步伤害。现场救援和调查工作要求必须 2 人以上协同进行。

(1) 现场处置人员的个体防护

调查和处理经呼吸道和皮肤、黏膜途径中毒的事件时,如为密闭或半密闭中毒现场,并且出现昏迷/死亡病例或死亡动物,或者有机磷酸酯类杀虫剂泄漏未得到控制,必须使用自给式空气呼吸器(SCBA)、B 级防护服、化学防护手套、化学防护靴;进入已经开放通风的中毒现场,须选用可防 A 类气体和至少 P2 级别颗粒物的全面型呼吸防护器(参见 GB 2890—2009),C 级防护服、化学防护手套和化学防护靴。

调查和处理经口途径中毒事件时,一般不必穿戴个体防护装备。现场采集可疑中毒食品样品时,须选用可防 A 类气体和至少 P2 级别颗粒物的全面型呼吸防护器,佩戴化学防护手套和化学防护靴,防护服无特殊要求。

现场救援人员给皮肤污染的中毒病人洗消时,应选用可防 A 类气体和至少 P2 级别颗粒物的全面型呼吸防护器,佩戴化学防护手套和化学防护靴,防护服无特殊要求。

医疗救护人员在现场医疗区救治中毒病人时,一般不必穿戴个体防护装备。

(2) 中毒事件的调查

调查人员到达中毒现场后,应先了解中毒事件的概况,然后进行中毒事件相关场所、人员等调查工作,并及时向中毒事件指挥部提出收集并封存所有可疑中毒食品以及其他可能导致本次中毒事件的物品,事件现场控制措施(如通风、切断危害源等)、救援人员的个体防护、现场隔离带设置、人员疏散等方面的建议。

① 中毒事件相关场所的调查:经呼吸道和皮肤、黏膜途径中毒事件的调查内容包括中毒现场环境状况、气象条件、通风措施、生产工艺流程、防护条件、接触人员情况等。经口途径中毒事件的调查对象为中毒事件涉及的食品生产、加工至食用整个过程的各个场所,调查内容包括食品加工过程(包括原料和配料、调料、食品容器、使用的工具),食品的分装、储存的条件等。

② 中毒事件相关人员的调查:调查对象包括中毒病人、目击证人及其他相关人员。调查内容包括了解中毒事件发生经过,中毒人员的接触时间、地点、途径以及物质种类、中毒人数、姓名、性别、工种,中毒的主要症状,中毒事件的进展情况,已经采取的紧急措施等。同时,还应向临床救治单位进一步

了解相关资料(如抢救过程、临床治疗资料、实验室检查结果等)。

对现场调查的资料做好记录,进行现场拍照、录音等。取证材料要有被调查人的签字。

(3) 现场中毒样品的快速检测

中毒事件现场采集的可疑中毒食物及中毒病人的呕吐物、胃内容物以及血液等样品可在现场进行定性检测。如怀疑有机磷酸酯类农药中毒,可使用酶化学纸片法快速检测蔬菜等食品和呕吐物中有机磷酸酯类农药残留量。有条件时可使用速测卡法(纸片法)和酶抑制率法(分光光度法)测定蔬菜等食品中有机磷酸酯类农药残留;可使用硫代乙酰碘代胆碱-二硫双一硝基苯甲酸法测定中毒病人全血胆碱酯酶的活性(GBZ 52—2002 附录 B)。

(4) 中毒事件的确认和鉴别

同时具有以下三点,可确认为急性有机磷酸酯类杀虫剂中毒事件,但应注意与急性氨基甲酸酯类杀虫剂中毒事件、中暑等事件进行鉴别。

① 中毒病人有有机磷酸酯类杀虫剂接触机会。

② 中毒病人出现以毒蕈碱样、烟碱样和中枢神经系统症状为主的临床表现。

③ 中毒现场采样样品中有机磷酸酯类杀虫剂含量增高,实验室检查全血胆碱酯酶活性降低。

(5) 现场医疗救援

经呼吸道和皮肤、黏膜途径的中毒病人应立即移离中毒现场至空气新鲜处,保持呼吸道通畅,脱去被污染衣服,用肥皂水或清水彻底清洗被污染的皮肤(包括皱褶部位)、毛发。经口途径中毒意识清晰的病人,应立即进行催吐。当出现大批中毒病人时,应首先进行现场检伤分类,优先处理红标病人。

① 现场检伤分类

具有下列指征之一者为红标:意识障碍,咯大量泡沫样痰。

具有下列指征者为黄标:肌颤。

具有下列指征者为绿标:出现头晕、头痛、恶心、呕吐、多汗、胸闷、视物模糊、无力等症状。

同时具备下列指征者为黑标:意识丧失,瞳孔散大,无自主呼吸,大动脉搏动消失。

② 现场医疗救援

红标病人立即吸氧、建立静脉通道,保持呼吸道通畅,静脉注射 5～10mg 的阿托品,10～15 分钟后可根据病情重复给药。有条件时可肌肉注射 0.5～1.0g 的氯解磷定。黄标病人应密切观察病情变化。出现呼吸节律明显不规律、窒息或严重缺氧休克等情况时,及时采取对症支持治疗措施。绿标病人可暂不予特殊处理,观察病情变化。

③ 病人转送

中毒病人经现场急救处理后,应立即就近转送至综合医院或中毒救治中心继续观察和治疗。

3. 中毒样品的采集与检测

(1) 采集样品的选择

可能导致中毒的食物和血液是首选样品。另外,可根据中毒事件的现场调查结果,确定还应采集的其他样品种类。

(2) 样品的采集方法

固体食品和半流质食品使用具塞玻璃瓶或聚乙烯瓶密闭盛放,采样量 50～100g;液体样品(血液除外)使用具塞玻璃瓶或聚乙烯瓶盛放,采样量 300～500mL;采集血液样品前必须注意清洗皮肤表面,防止污染,使用具塞的肝素抗凝试管盛放,采样量 5～10mL。

(3) 样品的保存和运输

所有样品采集后最好在 4℃条件下冷藏保存和运输。如无条件冷藏保存运输,样品应在采集后 24 小时内进行实验室检测。所有实验室检测完毕的样品,应在冷冻条件下保存一周,以准备实验室复核。

(4) 推荐的实验室检测方法

① 全血胆碱酯酶活性测定法——硫代乙酰碘代胆碱-二硫双一硝基苯甲酸法(GBZ 52—2002 附录 B)。

② 植物性食品中有机磷和氨基甲酸酯类农药多种残留的测定参见 GB/T 5009.145—2003。

③ 食品、毒饵、饮水、呕吐物等样品中的有机磷农药可采用火焰光度检测器(FPD)毛细管气相色谱法分离和测定。

④ 水果和蔬菜中 500 种农药及相关化学品残留的测定采用 GC-MS 法(参见 GB/T 19648—2006)。

⑤ 粮谷中 372 种农药及相关化学品残留量的测定采用液相色谱-串联质谱法(参见 GB/T 20770—2006)。

⑥ 蜂蜜、果汁和果酒中 420 种农药及相关化学品残留量的测定采用液相色谱-串联质谱法(参见 GB/T 20771—2006)。

⑦ 动物肌肉中 461 种农药及相关化学品残留量的测定采用液相色谱-串联质谱法(参见 GB/T 20772—2008)。

4. 病人交接

将中毒病人送到医院后,由接诊医护人员与转送人员对中毒病人的相关信息进行交接,并签字确认。

5. 应急反应的终止

中毒食品和其他可疑毒物已经完全收缴和销毁,中毒相关危险因素已被有效控制,未出现新的中毒病人且原有病人病情稳定24小时以上。

第六节　核和辐射安全事件的卫生应急处置

随着科学技术的发展,放射线技术已广泛应用于工业、农业、医学和科学研究等领域,在放射线技术应用中,核事故和放射事故时有发生,造成的后果引起了社会的广泛关注。在核设施发生核事故时,或在生产、销售、使用、转让、运输、储存放射性同位素及射线装置过程中发生辐射事故时,社区卫生工作人员应迅速、有效、规范地开展核事故和辐射事故卫生应急工作,以最大限度地减少事故造成的人员伤亡和社会影响,保障人民群众身体健康和生命安全,维护社会稳定。

一、核和辐射安全事件的基本概念

(一) 核事故的定义、核事故和辐射事故的类型

核事故是指大型核设施(例如核燃料生产厂、核反应堆、核电厂、核动力舰船及后处理厂等)发生的意外事件,可能造成场内人员受到放射损伤和放射性污染。严重时,放射性物质泄漏到场外,污染周围环境,对公众健康造成危害。辐射事故是指密封或非密封放射源事故。辐射事故的辐射源包括X线装置、密封源(如钴-60、铯-137、铱-192辐照源)以及核医学和科学研究中使用的非密封源等。核事故和辐射事故的类型包括以下五类:

(1) 辐射源、放射性材料、放射性污染严重物件的丢失或被盗、误置、遗弃;

(2) 密封源或辐射装置的辐照室的进入失控;

(3) 辐射源装置和辐射装置故障或误操作引起屏障丧失,或核燃料转换、浓缩过程中操作失误而发生临界事故;

(4) 密封放射源或包容放射性物质的设备或容器泄漏;

(5) 放射性物质从放射源与辐射技术应用设施异常释放。

(二) 核事故分级

根据核电厂事故对安全的影响把核事件分为7级。

（1）特大事故(7级)：有放射性物质大量释放，可能有严重的健康影响及环境后果。

（2）重大事故(6级)：有放射性物质显著释放，可能需要全面实施应急计划的防护措施。

（3）具有场外风险的事故(5级)：有放射性物质有限释放，可能需要局部实施应急计划中的防护措施。

（4）场外无显著风险的事故(4级)：有放射性物质小量释放，公众受到相当于规定限值的照射。

（5）严重事件(3级)：有放射性物质极小量释放，公众所受的照射只达到规定限值的小部分。

（6）事件(2级)、异常(1级)：无场外影响。

（三）辐射事故分级

根据辐射事故的性质、严重程度、可控性和影响范围等因素，从重到轻将辐射事故分为特别重大辐射事故、重大辐射事故、较大辐射事故和一般辐射事故四个等级。

1. 特别重大辐射事故

特别重大辐射事故是指Ⅰ类、Ⅱ类放射源丢失、被盗、失控造成大范围严重辐射污染后果，或者放射性同位素和射线装置失控导致3人以上(含3人)急性死亡。

2. 重大辐射事故

重大辐射事故是指Ⅰ类、Ⅱ类放射源丢失、被盗、失控，或者放射性同位素和射线装置失控导致2人以下(含2人)急性死亡或者10人以上(含10人)急性重度放射病、局部器官残疾。

3. 较大辐射事故

较大辐射事故是指Ⅲ类放射源丢失、被盗、失控，或者放射性同位素和射线装置失控导致9人以下(含9人)急性重度放射病、局部器官残疾。

4. 一般辐射事故

一般辐射事故是指Ⅳ类、Ⅴ类放射源丢失、被盗、失控，或者放射性同位素和射线装置失控导致人员受到超过年剂量限值的照射。

（四）核事故应急状态分级

核事故应急状态分为4级，即应急待命、厂房应急、场区应急、场外应急。

1. 应急待命

出现可能导致危及核电厂核安全的某些特定情况或者外部事件，核电厂有关人员进入戒备状态。

2. 厂房应急

事故后果仅限于核电厂的局部区域,核电厂人员按照场内核事故应急计划的要求采取核事故应急响应行动,通知厂外有关核事故应急响应组织。

3. 场区应急

事故后果蔓延至整个场区,场区内的人员采取核事故应急响应行动,通知省级人民政府指定的部门,某些厂外核事故应急响应组织可能采取核事故应急响应行动。

4. 场外应急

事故后果超越场区边界,实施场内和场外核事故应急计划。

二、核事故与辐射事故卫生应急响应的基本程序

(一) 应急响应的启动

1. 核事故卫生应急响应的启动

接到相关指令以后,启动卫生应急响应程序。

2. 辐射事故应急响应的启动

辐射事故在接到报告下列情况并经初步核实后,应急响应启动:

(1) 通过辐射监测,探知有放射源、放射性材料或放射性污染物件未经获准或未受控制的存在、转移或非法贩卖。

(2) 有人报告在一个未经获准或不受控制的地点发现了放射源、放射性材料或放射性污染物件。

(3) 有人报告某种物件可能含有辐射水平明显异常的放射性物质。

(4) 放射源和辐射技术应用单位经过盘存发现其所使用或操作的放射源、放射性物质、放射性污染严重的物件丢失或被盗。

(5) 医院或医师报告意外发现有病人出现典型急性放射病或放射性皮肤损伤的症状。

(6) 有人报告人员超剂量照射。

(二) 现场调查

核与辐射事故发生时,卫生应急人员赴现场了解事件经过,制订调查方案,确定调查范围和对象,实施现场调查。初步对受伤人员进行初步分类诊断和现场救护,对厂区及周围环境进行辐射监测,迅速了解污染程度及范围,以决定采取相应的对策;采集受照人员的血样和所戴手表宝石等样品送实验室进行剂量测定,估算人员受照剂量,评价核事故和放射事故对人员可能导致的辐射危害;采集饮用水和食品等样品,分析判定其放射性污染水平。确定干预水平、行动水平及应急照射水平;对人员采取防护措施和对人员进行

相应的医学处理。

经专家咨询、汇总资料分析,确定核事故及其放射性核素的种类和活度水平,估算出距事件发生中心点不同距离的辐射水平及危险程度、受照人员数量和受照剂量等,提出处置意见。

所有进入核事故现场的核事故应急响应人员必须服用稳定性碘制剂、佩戴个人剂量监测仪、穿着防护服装,尽可能地避免过量照射。

三、处置措施

在发生核事故与放射事故时,应与有关部门共同组织或指导公众采取适当的防护措施,尽量避免或减少辐射。

(一)隐蔽

核事故发生时,在伴有持续时间较短的混合放射性核素释放到大气的早期阶段,当烟羽影响地区的居民有可能受到来自放射性烟羽和地面沉积的外照射和吸入(放射性碘和其他气溶胶)产生的内照射在 2 天以内可防止的剂量为 10mSv 时,要求居民进入建筑物隐蔽,隐蔽时间不超过 2 天。

(二)服用稳定性碘

若有放射性碘释放,当人群(所有年龄组)甲状腺可防止的待积吸收剂量可能达到 100mGy 时,采取服用稳定性碘来减少甲状腺对吸入和食入的放射性碘吸收。在摄入放射性碘以前 6 小时到之后半小时内服用稳定型碘,成年人推荐用量 100mg 碘化钾,儿童和婴儿用量应减少。服用稳定性碘可和隐蔽、撤离同时进行。

(三)撤离

在不长于一周的期间内可防止的剂量为 50mSv 时,应要求人们从其住所、工作或休息的地方紧急撤走一段时间,安置在类似学校及其他公共建筑物内暂住,以避免或减少短期照射。几天内撤离者可返回自己的住所。若时间超过一周,则要撤离到更好一些的居住设施内。

(四)个人防护

要对人员呼吸道和体表进行防护,当隐蔽及撤离开始时,可使用帽子、头巾、雨衣等简易用品进行防护,要防止将放射性污染扩散到未受污染的地区,对已受到或可能受到放射性污染的人员进行水淋浴,并将受污染的衣服、鞋、帽等脱下后存放起来,等以后有时间再进行监测或处理。

(五)控制进出口通路

在实施受放射性物质污染地区的人群隐蔽、撤离或避迁措施的同时,采取控制进出口通路的措施。

（六）临时避迁

当在最初的30天内可能受到30mSv、在随后的30天内可能受到10mSv照射时，可采用临时避迁措施。随着放射性的衰变，迁出地区的污染水平降低后，人员即可以返回该地区。采取该措施的时间不长于1年。

（七）永久性重新定居

对于某些地区长寿命放射性核素较多、剂量率下降较慢且剩余剂量较高的情况，当终身可防止1Sv照射时，需要进行永久性重新定居。

（八）对食品的干预

食品中放射性核素达到表3-2所列食品通用行动水平时，采取食品干预行动。为控制食品污染进行的干预措施包括：(1) 直接处理植物或土地，以减少农作物和动物饲料的放射性核素吸收；(2) 改用干净的饲料及对动物进行特殊处理，以减少放射性核素转移到随后的产品；(3) 对食品在出售前进行处理，降低其污染水平；(4) 禁止销售受污染食品；(5) 受污染的水可用混凝、沉淀、过滤及离子交换等方法消除污染。

表3-2　食品通用行动水平

放射性核素	一般消费食品(kBq/kg)	牛奶、婴儿食品和饮水(kBq/kg)
$^{134}Cs, ^{137}Cs, ^{103}Ru, ^{89}Sr$	1	1
^{131}I	1	0.1
^{90}Sr	0.1	0.1
$^{241}Am, ^{238}Pu, ^{239}Pu$	0.01	0.001

（九）减轻对公众的社会心理影响

核事故发生后，要通过多种形式对公众广泛开展如日本核泄漏事故的卫生应急知识风险沟通，提高公众的自我保护意识和应急时的心理承受能力，注意心理效应的防治。风险沟通内容包括核辐射的一般知识、核泄漏事故的危害及防护措施、核泄漏事故发生后有关部门可能采取的应急措施和公众应采取的正确态度和行为等。采取下列措施来防止或尽快减轻和消除对公众造成的社会心理影响：① 加强对公众的宣传教育和有关人员的专业知识培训；② 重视舆论导向，各部门提供的有关信息必须一致，不可自相矛盾；③ 认真贯彻对公众参与干预措施行动的基本原则，做到正当化、干预的最优化；④ 事先做好必要的应急准备；⑤ 加强与公众的沟通，将事件情况、处理措施、结果预测等及时通报，邀请有关代表或个人参加环境和食品等的辐射监测、剂量估算及防护措施的实施等，使公众了解实情，增强信心，变被动为主动。

具体操作方式为各级卫生部门通过广播、影视、报刊、互联网、手册等多种形式;对社会公众广泛开展应对核事故卫生应急宣传教育,指导公众用科学的行为和方式应对核事故,注意心理应激问题的防治;确保"12320"热线的畅通,邀请放射防护专家对公众提出的问题进行解答。

四、现场救援

现场救护应遵循迅速有效、自救互救、先重后轻、保护抢救者和被救者的原则,参加现场救护的各类人员要穿戴防护衣具,必要时服用阻吸收和抗放药物。

（一）现场检伤分类

首先进行辐射监测,分检有无放射性污染,快速观察伤情,询问受伤史,迅速分类出不同伤类和伤情,填写伤票和伤员登记表,然后送治。

根据损伤程度或疾病情况将病人分成不同的类型,以便于临床治疗和最大限度地使用可利用的医疗机构和设施。应急医学处理最先实施的是急救,即对危及生命的损伤(如外伤、出血、休克、烧伤等)优先进行处理。放射性核素污染也是早期应急医学处理应考虑的一个问题,受污染人员无论是内污染还是外污染,均应加以辨别,并应立即进行特殊处理。

早期临床症状是进行受照射人员分类和实施个体救治的重要依据之一。最重要的早期临床症状是恶心、呕吐、腹泻、皮肤和黏膜红斑、颜面充血及腮腺肿大等。在全身或局部受照射情况下,应根据表3-3所列临床症状来决定需要在哪一类医院治疗。

表3-3 依据早期临床症状判定对辐射损伤处理要点

临床症状		相应剂量(Gy)		处理原则
全身	局部	全身	局部	
无呕吐	无早期红斑	<1	<10	在一般医院门诊观察
呕吐(照后2~3小时)	照后12~24小时早期红斑或异常感觉	1~2	8~15	在一般医院住院治疗
呕吐(照后1~2小时)	照后8~15小时早期红斑或异常感觉	2~4	15~30	在专科医院住院治疗或转送放射性疾病治疗中心
呕吐(照后1小时)和(或)其他严重症状,如低血压、颜面充血、腮腺肿大	照后3~6小时或更早,皮肤和(或)黏膜早期红斑并伴有水肿	>6	>30	在专科医院治疗,尽快转送到放射性疾病治疗中心

(二) 损伤人员的医学处理原则

医学处理的首要任务是将受照或可能受照的人员进行分类,分类的主要依据是估计的辐射损伤程度及所需的医疗类型和水平。一般可将受照人员分成以下三类:

(1) 第一类是受到大剂量照射或可能受到大剂量照射的人员。这类人员若有危及生命的损伤症状,如创伤、外伤、出血、休克、烧伤和(或)化学污染,应进行紧急医学处理,还应同时进行特殊检验(如血细胞计数、细胞遗传学检查和 HLA 配型取血样),以便估计损伤程度和提供最初的治疗依据。若条件许可,则应尽快在现场进行特殊检查。

(2) 第二类是可能已经受到外照射的人员、有体表或体内污染的人员或怀疑受到某种剂量水平的照射而需要进行一定等级医学处理的人员。对这类人员,需预先制订行动计划,并应在事故医学处理中心进行再分类。可把这些受伤人员再分成三个亚类,即全身受照者、身体局部受照者和受放射性核素污染者。同时应确定可供利用的地区级和(或)国家级医疗设施。照后一段时间,多数受照者可由内科医师处理,以便进行适当的检查和随访。这些基本检查应按我国放射性疾病诊断标准进行。对损伤严重程度的进一步分类应主要根据临床和生物学指标。

(3) 第三类是可能只受到低剂量照射而无其他损伤的人员,对这类人员应作为门诊病人登记,并定期进行观察。

(三) 现场救治

(1) 医学应急救治人员的准备。一旦事件发生,抢救人员迅速做好个人防护,如穿戴防护衣具、配备剂量仪、酌情服用稳定碘和抗放药等。根据地面照射量率和规定的应急照射水平,确定在污染区内的安全停留时间。

(2) 现场抢救。若现场辐射水平较高,应首先将伤员撤离事故现场,再进行相应的医学处理,抢救时先对伤员伤情进行初步分类诊断,对危重伤员应立即进行抢救,优先进行紧急处理;同时应着重实施灭火、止血、固定、包扎、抗休克、防止窒息等措施。

(四) 消除放射性污染

1. 放射性污染现场的控制

若发生放射性污染,要迅速开展检测,划定放射性污染控制区域。切断一切可能扩大污染范围的环节,严防对水源、食物及禽畜的污染。对地面、台面、墙面及设备放射性污染,要迅速确定其污染的核素、活度、范围、水平,在采取有效个人防护措施的基础上,清除污染,污染现场尚未达到 $4Bq \cdot cm^{-2}$ 以下,不得解除封锁。隔离污染区,禁止无关人员和车辆随意出入现场。使用路障，或用明显线条标记出边界及污染程度。由隔离区进入清洁区，要通过缓冲区，确保清洁区不受放射性污染。进入污染区必须戴个人防护用具，从污染区出来必须进行监测，对于受到污染的必须进行去污处理。产生的放射性固体和液体废物不得随意排放和丢弃。

2. 人体体表放射性污染的消除

对于皮肤上的放射性核素，应通过水洗、溶解或用可剥离的物质去除。应尽一切可能防止污染扩散。去污的原则是避免皮肤擦伤。不应使用可能促进放射性物质穿透皮肤的去污剂。应在现场进行皮肤的初步去污。在已知有放射性内污染或怀疑有内污染时，必须尽快（最好在污染后4小时内）开始采取促排或阻吸收措施。

应首先重点考虑防止放射性污染扩散，并进行适当的去污。放射性核素的吸收是很快的，当离子状态或其他可溶状态的核素直接暴露在毛细管网上时，吸收更快。鼻黏膜和口腔黏膜是放射性核素容易进入的部位，应首先用棉签拭去鼻腔内的污染物，剪去鼻毛，并向鼻腔喷洒血管收缩剂，必要时给予祛痰剂。用等渗溶液轻轻冲洗鼻腔和口腔，可减少污染水平和对放射性核素的吸收。

对于局部表面污染，应首先用塑料布把周围未污染的部位盖好，并用胶布粘好塑料布边缘，然后用肥皂水或洗涤剂清洗污染部位，最后再用吸纸将污染表面吸干。浴池浸泡或全身淋浴不应作为初始去污措施，因为这样处理常常会使污染扩散到清洁区。应注意那些较难清除污染的部位，如指尖、毛发、鼻孔、耳道等。

剪指甲有利于去污。当洗头不能充分去除污染时，可考虑将头发剪去。给四肢戴上塑料套或橡胶套过一夜，汗液的分泌有利于清除污染。去除高污染伤口内的异物，可能需要采用外科清创术。人体体表放射性污染的去污方法与要求见表3-4。

表3-4 去污方法与要求

材料	温水：肥皂或普通清洁剂、软毛刷、海绵、塑料单、胶布、毛巾、床单、碘片或碘溶液。
先后顺序	脱去所有衣服放在塑料袋里。最先处理外伤、出血、骨折、休克等急症。确定污染范围，标记清楚，去污前将其盖好。伤口有污染时，去污操作由伤口开始，逐渐移向污染最重的部位。
伤口	用标准的含盐溶液反复冲洗。在某些情况下可考虑采用外科清创术。对眼睛和耳朵，可用等渗盐水轻轻冲洗。

续表

局部污染	用塑料布将非污染部位盖好,并用胶布把塑料布边缘粘牢。浸湿污染部位,用肥皂水轻轻擦洗,并彻底冲洗;重复几次,并监测放射性的变化,每次的持续时间不超过2~3分钟。要避免过分用力擦洗。使用稳定同位素溶液可增加去污效果。
大面积污染	无严重损伤的病人用淋浴。严重损伤的病人可在手术台或担架上洗浴。反复进行浸湿—擦洗—冲洗,并观察去污效果。
预防措施	仍有污染的部位用塑料布盖好,边缘用胶带粘牢。手可戴手套。让皮肤静止后,再重复洗。
去污要求	α射线<1000衰变数/min;β射线<10μSv/h;γ射线降至本底的1/2。

3. 放射性内污染的控制

发生内污染时,尽快采用以下措施减少放射性核素吸收入血和加速排出。

(1) 催吐和洗胃。在食入放射性核素的最初1~2小时内进行催吐和洗胃,用清洁钝器刺激咽部,或口服催吐药物,如吐根剂、硫酸铜(1%,25mL)、硫酸锌(1~2g)、藜芦(2.5~5g)、甜瓜蒂(5~10mg)、胆矾(0.12~0.75g),或皮下注射阿朴吗啡(5~10mg)。

(2) 口服吸附剂、沉淀剂。对残留在胃内和肠道内的放射性物质,通过吸附剂、沉淀剂作用将其吸附、沉淀下来。吸附剂有活性炭、磷酸钙、骨粉、硫酸钡等。沉淀剂褐藻酸钠(10g)、凝胶磷酸铝(100mL)用于锶、钡等元素;普鲁士蓝(10g)配成糖水服用,可减少40% ^{137}Cs的吸收率;鸡蛋清用于重金属元素,抗酸剂用于能溶于酸性液体的元素。

(3) 服用缓泻剂。放射性核素摄入后已超过4小时时服用缓泻剂,以加速放射性核素在胃肠道内运行,缩短停留时间,减少吸收。

(4) 由呼吸道进入的放射性核素,应清洗鼻腔,在鼻咽部喷入血管收缩剂(如1%麻黄素或0.1%的副肾素),然后口服祛痰剂(如氯化铵0.3g,碘化钾0.25g),促使其随痰咳出。

(5) 当伤口受沾染时,首先尽快用生理盐水冲洗伤口,同时用消毒纱布或棉签擦拭创面。并尽早送医院进行清创术和除沾染。

(6) 在摄入放射性碘的同时或摄入前24小时内口服碘化钾片0.1g。

(7) 应用络合剂(亦称螯合剂)二乙基三胺五醋酸二钠钙(又名促排灵,$Ca·Na_2$-DTPA)对钚、钍、钇和稀土元素进行促排。用氨基羧基螯合剂喹胺酸和多羧多胺络合剂"811";"H-73-10",对钚、钍、锆进行促排。二巯基丁二酸钠和二巯基丙烷磺酸钠对^{210}Po进行促排。

(8) 服用大剂量的氯化铵,造成代谢性酸中毒,使骨质脱钙,促进钙的排出增加,同时促进体内亲骨性放射性核素锶、钡、镭等的排出。应用甲状旁腺素可动员骨钙入血,增加尿钙的排出,同时锶的排出亦增加。

（五）对救援人员的防护

1. 应急照射的剂量控制

应急照射是指发生核辐射恐怖事件时,为了防止事故扩大、营救遇险人员、进行检修、消除事故后果以及其他应急行动时所接受的照射。应急照射剂量任何单一年份不应超过50mSv,在涉及为抢救生命而采取的行动时,应急工作人员的有效剂量不得超过500mSv,四肢和皮肤的当量剂量不得超过5Sv。

2. 个人防护装备

个人防护装备包括自读式剂量仪（个人剂量报警仪）、累积剂量计（热释光剂量计）、防护服、呼吸器、防护靴、棉手套、塑料手套及橡皮手套等。必须采取防护装备防护救援人员的外照射损伤和放射性物质吸入或放射性物质污染皮肤造成内照射或皮肤损伤。必要时服用辐射损伤防治药。

3. 对现场进行辐射测量

通过辐射巡测仪器、表面污染检测仪和中子剂量检测仪进行检测,了解外照射辐射水平,使救援人员避开高辐射区或尽量缩短停留时间。应急人员应做到不在剂量率超过1mSv/h的地方逗留;进入剂量率大于10mSv/h的地区要小心;未经许可,不进入大于100mSv/h的地区,注意利用时间、距离和屏蔽手段防护自己。

五、对食物和饮水的检测

（一）检测时机

（1）核电站进入应急状态后,对食入应急计划区内食物和饮水进行放射性水平检测。

（2）放射性污染事故可能影响食物和水源时。

（二）检测范围和检测点

核事故检测点检测范围:以食入应急计划区为圆心,半径30km的划定区域及落在圆周上的全部区域。重点考虑关键居民组。

发生放射性污染事故时检测范围和检测点按事故影响的范围确定。

（三）检测种类、项目

1. 核事故

检测种类为大米、茶叶、樱桃、葡萄、紫菜、海带、海蛎、海鱼及其他海产品、青菜及其他蔬菜、牛奶、面粉、食盐、水库水、溪水、自来水。检测项目为总β、锶-89、锶-90、铯-137、铯-134、碘-131。

2. 放射性污染事故

检测种类与项目依据事故源及影响食物和饮水种类确定。

（四）检测方法

1. 总 β 放射性

《生活饮用水标准检验方法》GB/T 5750.13—2006

《饮用天然矿泉水检验方法》GB/T 8538—2008

2. 锶-89 和锶-90

《食品中放射性物质检验》GB 14883.3—1994

《生物样品灰中锶-90 放射化学分析方法》GB 11222—89

《水中锶-90 放射化学分析方法》GB 6765—86

3. 铯-137 和铯-134

《食品中放射性物质检验》GB 14883.10—94

《生物样品灰中放射性核素的 γ 能谱分析方法》GB/T 16145—1995

《水中放射性核素的 γ 能谱分析方法》GB/T 16140—1995

4. 碘-131

《食品中放射性物质检验》GB 14883.9—1994

《植物、动物甲状腺中碘-131 的分析方法》GB/T 13273—91

《牛奶中碘-131 的分析方法》GB/T 14674—93

《水中碘-131 的分析方法》GB/T 13272—91

六、病史与现场样本采集

（一）受照人员记录

详细询问受照史,重点了解事件经过、辐射源种类、有无内外污染、污染范围和程度、受照时所处位置、姿态与辐射源的距离、停留时间、有无个人防护及是否有剂量计等,记录者要有签名。事后要记录受照人员病情经过、治疗经过及预后。使用照相机连续、多次拍摄标有日期的照片；使用音像设备记录病人的会见、谈话以及事故模拟试验；所有数据计算机化。

（二）现场样本采集

收集的样本包括血、尿、粪便、呕吐物、唾液、痰、牙齿、骨骼、毛发、指甲等生物样品；口腔、耳道、鼻腔及皮肤擦拭物；义齿、电子表机芯、机械手表、圆珠笔、香烟、饰品、纯棉服装、糖、环境介质（陶瓷、瓦片等）。所有样品应分类、编号、造册、封存。

七、受照人员的剂量估算

（一）一般原则

1. 事件发生后，尽快调查，确定事件经过及人员受照模式，并用现行计算机程序对人员的受照剂量进行估计。

2. 记录事件现场辐射监测仪表和个人剂量计的读数，尽可能收集可提供事故剂量信息的场所样品、个人佩戴物样品或人体组织样品（如可能），以获取尽可能真实的客观依据。

3. 对于极不均匀照射，应注意单个器官或组织是否受到大剂量照射，并用现行计算机方法给出剂量估计值。

（二）估算程序

对事件中人员所受剂量估算，分以下三个阶段：照后 0~6 小时为第一阶段，收集个人剂量计及可供事故剂量测量用的样品进行测量，进行物理剂量的初步估算；照后 7~72 小时为第二阶段，对资料进行复核，进行人体受照剂量计算；受照 72 小时以后为第三阶段，结合实验室数据及临床病症，给出事故受照者剂量的最终报告。

（三）估算方法

外照射剂量估算主要通过个人剂量监测、事件后剂量测量和生物剂量测定来进行。事件后测量除常规个人剂量监测和场所监测以外，通过受照人配戴物等材料的 γ 剂量测量（热释光 TL 和电子自旋共振 ESR 波谱）获取剂量信息；通过受照人体内的感生放射性核素含量（血液、头发、尿液中的 ^{24}Na、^{32}P）估计人体平均中子剂量。生物剂量测定包括染色体畸变和微核分析。

内照射剂量估算可通过体外直接测量和生物样品检验和其他监测方法（如空气采样分析等）来估算。

第七节　高温中暑事件的应急处置

在高温环境或气体爆炸事故现场，由于热平衡和（或）水盐代谢紊乱而引起的以中枢神经系统和（或）心血管系统功能障碍为主要表现的群体性突发急性健康损害事件，称为高温中暑事件。中暑的发生与劳动强度过大、劳动时间过长、睡眠不足、过度疲劳等因素有关，也与个体健康状况有关。

一、现场调查

疾病预防控制工作人员到达事发现场后,应先了解高温中暑事件的概况,对现场进行勘查,包括现场环境、工作流程、气象条件、隔热及防护措施等。就事件现场控制措施、救援人员的个体防护、现场隔离带设置、人员疏散等向现场指挥人员提出建议。

(一)调查准备

(1) 信息资料收集。结合接到的报告内容收集有关高温中暑的文献,包括专业数据库、杂志、书籍和网上资料等,必要时可向有关专家请教。

(2) 检查应急调查包和通信工具是否配备完好(现场调查表、现场记录表、照相机、录音机等)。

(3) 拟订调查计划和调查方式,确定调查组成员及负责人,安排现场调查工作中的组织分工,根据不同的调查方式制定相应的调查措施和相关的表格。

(二)现场调查

1. 调查内容

(1) 调查范围、对象及数量

调查事件发生地点所有接触高温的人群,并对数量进行统计。现场调查时,要对所有个案进行调查。

(2) 一般情况调查

调查高温中暑事件相关人员到达现场后应了解事件发生的经过和中暑人数,中暑病人工作时间、地点、工作流程(包括生产工艺、加热温度和时间、生产方式等),工作场所的面积、空间、作业和休息区域划分以及隔热设施,热源分布,每年或工期内最热月份工作环境温度变化幅度和规律等气象条件。了解工作现场是否存在其他生产性毒物及其防护措施,排除其他毒物引起高热的可能。

(3) 本底调查

① 高温暴露水平的监测情况。对高温进行现场检测和评价,包括各作业点暴露特征、剂量-反应关系等的监测。现场采样时要严格按照《现场采样规范》和《中华人民共和国国家职业卫生标准》进行采样和评价。

② 回顾性调查。调查人员进入现场后,通过走访、座谈等方式,对高温接触情况进行全面了解,收集历年来高温现场检测和评价结果的资料。

③ 高温暴露人群健康状况。通过询问方式了解每个个体的接触史、过去史,通过体检、实验室检查,对上述所获得的资料和检查结果进行综合分析,得出检查结果。

④ 中暑发病、患病、死亡、分布特征等情况的回顾性调查。人员进入现场后,通过走访、座谈等方式,对高温发病情况进行全面调查了解,收集有关中暑发病时间、地区、人群、行业、工种分布、变动等方面的资料,特别是首例病人出现时间等方面的资料。

⑤ 高温防治情况。高温防治开始时间,每个阶段采取了哪些措施。对现场调查应做好记录,可进行现场拍照、录音等。取证材料要有被调查人的签字。

2. 现场气象检测设备和方法

使用WBGT指数测定仪,或采用干球温度计、自然湿球温度计、黑球温度计来测量高温中暑事件发生现场的气象条件,具体测量方法参见GBZ/T 189.7—2007。

二、医疗救援

对高温中暑事件中接触高温的受影响人群(包括参加事故抢救人员)给予必要的医疗救援,包括应急健康体检、及时发现中暑或先兆中暑患者、实施现场急救和医院内治疗等工作。

当中暑病人较多,且医疗救援资源相对不足时,医务人员要根据患者病情迅速将病员分类,给予相应的标志,优先处理红标病人。

(一)应急体检

1. 体检对象

通过现场调查和环境气象条件监测,明确高温的原因并界定接触和需要进行应急健康检查的人群。

2. 检查内容

(1)症状询问

询问高温作业情况及中暑的相应症状,如头晕、胸闷、心悸、多汗、高热、少尿或无尿等,观察意识状况。

(2)体格检查

包括内科常规检查和神经系统常规检查,重点检查意识、体温、脉搏、呼吸、血压等。

(3)处理及实验室检查

发现中暑或有中暑先兆的患者,应立即进行现场急救,重症者应及时送医院治疗,必要的实验室检查可根据当时病情随时检查。

（二）现场急救

1. 现场中暑分类

（1）蓝标

有中暑先兆表现，如头昏、头痛、口渴、多汗、全身疲乏、心悸、注意力不集中、动作不协调等症状，体温正常或略有升高。

（2）黄标

有轻症中暑表现。除中暑先兆症状加重外，出现面色潮红、大量出汗、脉搏快速等表现，体温升高至38.5℃以上。

（3）红标

重症中暑表现。在高温环境中突然发病，体温高达40℃以上，早期大汗，继之"无汗"，可伴有皮肤干热及不同程度的意识障碍，如嗜睡、谵妄、昏迷、抽搐等；肌疼挛伴有收缩痛，时而发作，时而缓解；头昏、头痛、多汗、口渴、恶心、呕吐，继而皮肤湿冷、血压下降、心律失常、轻度脱水，体温稍高或正常。

2. 现场急救措施

（1）中暑先兆

让将患者暂时脱离高温现场，转移到阴凉、通风环境，口服淡盐开水或含盐清凉饮料，休息后即可恢复。

（2）轻症中暑

迅速让患者脱离高温现场，转移至通风阴凉处休息，给予含盐清凉饮料，可选服人丹、十滴水、藿香正气水（丸）等中成药，并用风油精、清凉油涂抹太阳、合谷、风池等穴；对有循环功能紊乱或循环衰竭倾向者，可静脉补充5%的葡萄糖盐水，但滴速不能太快，并加强观察，直至恢复。

（3）重症中暑

迅速脱离高温现场并送入医院抢救，现场可使用冰帽、降温毯等物理降温措施。给予吸氧，静脉滴注5%的葡萄糖盐水或生理盐水，脉搏细弱者立即注射中枢兴奋剂，并给予升压药物，如多巴胺。

如发现心跳、呼吸停止，应立即进行心肺复苏：1）开放气道：使患者水平仰卧，解开颈部纽扣，注意清除口腔异物，使患者仰头抬颏。2）口对口人工呼吸：在保持患者仰头抬颏的前提下，施救者用一手捏闭患者鼻孔，深吸一大口气，迅速用力向患者口内吹气，然后放松鼻孔。照此每5秒钟重复一次，直到患者恢复自主呼吸，每次吹气间隔1.5秒，在间隔期间抢救者应自己深呼吸一次，以便继续口对口呼吸。3）人工循环：如患者心跳停止，抢救者应握紧拳头，拳眼向上，快速、有力地猛击患者胸骨正中下段一次。如一次不成功，可按上述要求再次扣击一次。如心脏不能复跳，就要通过胸外按压，左手掌底部放在胸骨下1/3,右手置于左手上,手指间互相交错或伸展。按压力量经手跟向下,手指应抬离胸部。急救者两臂位于病人胸骨的正上方,双肘关节伸直,利用上身重力垂直下压。对中等体重的成人,下压深度为3~4厘米,而后迅速放松,解除压力,让胸廓自行复位。如此有节奏地反复进行,按压与放松时间大致相等,频率为每分钟80~100次。

3. 病人转运

重症中暑病人经现场急救处理后,应迅速转送至医院治疗。在转送途中,继续实施心肺复苏,同时密切观察生命体征变化。

三、监测与报告

根据卫生部门《高温中暑事件卫生应急预案》要求,依据各地制定的报告管理制度,在报告时限内,各级各类医疗机构在收治、确诊高温中暑病例时,要认真、及时填写《高温中暑病例报告卡》,于当日通过《中国疾病预防控制中心网络直报系统》报告。无网络直报条件的医疗机构在当日以最快方式将《高温中暑病例报告卡》报当地县级疾病预防控制中心。非医疗卫生机构发现高温中暑病例,由高温中暑事件的报告单位在当日报当地疾病预防控制中心,由后者进行网络报告。当地疾病预防控制中心每日中午12:00汇总辖区内前24小时报告的高温中暑病例总数,对照高温中暑事件分级标准,对符合高温中暑事件的,要立即通过网络直报系统以归并的方式作为高温中暑事件上报,同时通知同级气象业务单位,并报同级卫生行政部门。

四、预防与健康教育

(一)遮光防护与躲避烈日

夏日出门记得要备好防晒用具,如打遮阳伞、戴遮阳帽、太阳镜,涂抹防晒霜,准备充足的饮料。需要提醒的是:即便是身体强健的男士,也应做好上述防护措施,至少应该打一把遮阳伞。应避免上午10:00到下午16:00这段时间在烈日下行走,因为这个时间段发生中暑的可能性是平时的10倍!尤其老年人、孕妇、有慢性疾病的人,甚至有心血管疾病的人,在高温季节要尽可能减少外出。

(二)补充水分

养成良好的饮水习惯,不要等口渴了才喝水,因为口渴表示身体已经缺水了。通常最佳饮水时间是晨起后、上午10:00、下午15:00~16:00时、晚上就寝前,分别饮1~2杯白开水。出汗较多时可适当补充一些盐水,弥补人体因出汗而失去的盐分。平时要注意多吃新鲜蔬菜和水果,亦可补充水分。另外,夏季人体容易缺钾,使人感到倦怠疲乏,含钾茶水是极好的消暑饮品。

（三）保证充足的睡眠

夏天日长夜短,气温高,人体新陈代谢旺盛,消耗也大,容易感到疲劳。充足的睡眠可使大脑和身体各系统都得到放松,既利于工作和学习,也是预防中暑的措施。最佳就寝时间是22：00至23：00,最佳起床时间是5：30至6：30。睡眠时,注意不要躺在空调的出风口和电风扇下,以免患上空调病和热伤风。

（四）备防暑药和增强营养

随身携带防暑药物,如人丹、十滴水、藿香正气水、清凉油、无极丹等。一旦出现中暑症状,就可服用所带药品缓解病情。营养膳食应是高热量,高蛋白,高维生素A、B1、B2和C。平时可多吃番茄汤、绿豆汤、豆浆、酸梅汤等。

（五）适时查体

提倡每年暑期来临前进行健康体检。凡发现有心血管系统器质性疾病、持久性高血压、溃疡病、活动性肺结核、肺气肿、肝肾疾病、甲状腺功能亢进、中枢神经系统器质性疾病、重病后恢复期及体弱者,要增强防护意识,不宜从事高温作业。

（六）高温作业人群的防护

1. 改革生产工艺过程

改进操作方法,防止工人与热源接触,采用隔热材料、水箱或循环水门以及空气夹层墙等隔热措施;采用自然通风或机械通风,或采用在隔热密闭的基础上安装空调设备等通风降温措施。

2. 加强个人防护

从事高温作业的工人应使用适当的防护用品,如防热服装（头罩、面罩、衣裤和鞋袜等）以及特殊防护眼镜等。

3. 加强卫生保健

进行就业体检及热适应训练,逐步建立、健全高温作业工人健康档案,对发现有高温禁忌证者,应给予适当的防治处理和做出能否继续从事高温作业的劳动能力鉴定;注意补充营养及合理的膳食制度;供应高温饮料,口渴饮水,少量多次为宜。

4. 合理的劳动休息制度

根据生产特点及具体条件,适当调整夏季高温作业劳动和休息制度,保证高温作业工人夏季有充足的睡眠和休息时间。

第四章

灾难危机中的消毒与媒介生物控制

灾难的发生，可造成多种致病微生物对生活环境、饮水、食物的广泛污染，极易导致各种传染病，特别是肠道传染病的暴发流行，此时，消毒工作显得特别重要。因此，社区应及时有效地对疫区疫点和污染物品进行消毒处理，采取严格的消毒措施。消毒工作应该由经过培训、有现场消毒经验的人员进行，针对不同的消毒对象采用相应的消毒方法。消毒工作应避免盲目。

第一节 灾难发生后的消毒

一、灾区消毒工作的特点

大面积的自然灾害可直接毁坏水电工程，造成水源污染，极易导致各种传染病，特别是肠道传染病的暴发流行。因此，消毒工作显得特别重要，要特别重视餐具、食物、饮水、居住环境和手的消毒及污物处理。

二、消毒组织工作

（1）社区医疗卫生机构应有具体分工，做好消毒组织工作。首先应由专人负责保护水源和饮水消毒，同时要搞好环境卫生消毒。

（2）要有专人负责，做好消毒剂的集中供应、配制和分发工作，做好消毒知识宣传，组织群众实施消毒措施，并具体指导其正确使用。

三、常用消毒方法

根据灾难的特点,一般灾后采用热力消毒和化学消毒法。

(一) 热力消毒

热力消毒既经济又方便,消毒效果好。主要针对各类食品及餐饮具等。煮沸至100℃,并持续15~30分钟,可杀灭细菌繁殖体和病毒,同时各类废弃物可采用焚烧方式进行处理。

(二) 化学消毒

1. 含氯消毒剂

含氯消毒剂是指溶于水产生次氯酸的消毒剂,属于高效消毒剂,可杀灭细菌繁殖体、病毒、真菌和细菌芽孢。国内市售的含氯消毒剂有固体和液体,常用的有下列几种:

(1) 漂白粉(又称含氯石灰):主要成分为次氯酸钙,白色粉末,能溶于水,但有大量沉渣,含有效氯25%~32%(一般按25%计)。不稳定,易吸湿,遇光或热易分解,对物品有漂白作用,对金属有腐蚀作用。

(2) 漂粉精:主要成分为次氯酸钙,白色粉末,溶于水呈混浊状并有少量沉淀,易吸水潮解,含有效氯60%~65%(一般按60%计)。

(3) 次氯酸钠:工业制备的含有效氯10%以上(W/W),"84"消毒液一般含有效氯4.0%~7.0%(W/V)。

(4) 二氯异氰尿酸钠(又称优氯净):白色晶粉,易溶于水,呈弱酸性,溶于水中产生次氯酸,水溶液稳定性较差,含有效氯60%~65%(一般按60%计)。

(5) 三氯异氰尿酸:白色粉末,有效氯含量90%。

通常以漂粉精或优氯净添加崩解剂及其他助剂,制成各种易于溶解和计量的片剂,如含氯泡腾片(溶解性好,崩解时间小于5分钟),便于灾区计量使用。

2. 过氧化物类消毒剂

过氧化物类消毒剂以其氧化作用杀灭微生物。常用的有下列两种:

(1) 过氧乙酸(又称过氧醋酸):为无色透明弱酸性液体,不稳定。国产市售过氧乙酸一般采用二元包装,其稳定性好,活化后过氧乙酸浓度为20%左右,活化后过氧乙酸浓度下降快,应尽量在一周内用完。如原液浓度低于12%,不宜再使用。过氧乙酸属高效消毒剂,可杀灭细菌繁殖体、病毒、真菌和细菌芽孢。

(2) 二氧化氯:二氧化氯消毒剂属于高效消毒剂,有固体和液体两种剂型。用于疫源地消毒比一般含氯消毒剂作用更快,使用浓度低、毒性低、对环境污染轻。二氧化氯消毒剂一般为二元包装,比较稳定,可以储存1年以上。使用前需要将A、B两种包装混合,活化后产生的二氧化氯稳定性差,应避光保存,且在当日使用完毕。固体二氧化氯便于运输,使用方便,但要注意保持阴凉干燥。

3. 过氧化氢

过氧化氢又称双氧水(H_2O_2),是无色透明液体有微弱的特殊气味,3%双氧水具有消毒杀菌能力,当它与皮肤、口腔和黏膜的伤口、脓液或污物相遇时,立即分解生成氧。这种尚未结合成氧分子的氧原子,具有很强的氧化能力,与细菌接触时,能破坏细菌的蛋白质,杀死细菌。

4. 碘伏

碘伏是碘和某些表面活性剂的络合物,属中效消毒剂,有一定的去油污作用,可杀灭细菌繁殖体。可用于手、皮肤、黏膜和一般物品的清洁卫生消毒。

5. 季铵盐类

季铵盐类属低效消毒剂,是阳离子表面活性剂,具有杀菌、清洁、洗涤作用。革兰阳性细菌对其较为敏感,对各种细菌均有抑制其生长的作用,但不能杀灭结核杆菌和细菌芽孢。肥皂对其杀菌作用有拮抗作用。

6. 洗必泰(又称氯己定)

洗必泰属低效消毒剂,性质稳定,杀菌作用与季铵盐类相似。醇类可加强其杀菌作用。肥皂、有机物可减弱其杀菌作用。洗必泰仅可杀灭细菌繁殖体,不能杀灭结核杆菌、无包膜病毒和细菌芽孢。0.5%的洗必泰乙醇溶液可用于皮肤消毒。

四、灾难发生后各种消毒对象的消毒处理

一般情况下,灾难发生后不必大规模使用消毒剂,只需要加强生活饮用水消毒、餐具消毒,加强食品管理,生活垃圾及排泄物的管理,采取预防性消毒措施,但当发生传染病疫情时,需要及时采取疫点消毒措施。

(一)公共场所的消毒

公共场所的预防性措施应以清洁为主,必要时进行化学消毒。非流行区的公共场所是安全的,平时注意加强通风,保持好环境卫生,不需专门针对疫情开展消毒工作。流行区的公共场所除加强通风、保持好环境卫生外,需对重点部位以及人员活动频繁的室内地面消毒。

对特定场所,在特定时间可以进行全方位消毒,也可根据疫情警报的等级采取对应的消毒处理。

需要消毒的场所和物品应首选物理消毒方法,无法使用物理方法的,可采用化学方法。

1. 消毒对象

公共场所是指除公共交通工具以外的《公共场所卫生管理条例》第二条规定的所有场所,包括餐馆、饭店、商务楼、商场、体育场馆、文化娱乐场所,洗浴、理发、美容场所,候诊室、候车(机、船)室等。

(1) 需要日常消毒的场所和物品:宾馆、饭店的床单、被罩、浴巾、毛巾;卫生间的马桶、浴缸;厨房餐厅的餐饮具、厨具;服务人员的手,《公共卫生管理条例》《学校卫生工作条例》,以及相关法律法规中涉及的需要消毒的物品。对于大型公共设施,如宾馆、商场、超市、影剧院和会议中心等应保证空调系统的供风安全。

(2) 需要日常清洁的场所和物品:所有水平的物体表面,例如地板、电梯间、柜台、桌子、椅子,每天至少使用清洗剂和清水清洁一次。

(3) 不需要针对疫情消毒的场所和物品:见表4-1。

表4-1 污染场所、污染物品的消毒处理方法与剂量

消毒场所	消毒方法	用量	消毒时间
室外污染表面	500~1000mg/L 含氯消毒剂喷雾 0.1% 过氧乙酸溶液喷雾	150~300mL/m² 150~300mL/m²	60~120min 60min
室内表面	500~1000mg/L 含氯消毒剂擦拭 500~1000mg/L 含氯消毒剂喷雾 0.1% 过氧乙酸气溶胶喷雾	适量 100~300mL/m² 100mL/m²	30~60min 60~120min 60min
室内地面	0.1% 过氧乙酸拖地 500~1000mg/L 含氯消毒剂喷洒	适量 100~300mL/m²	60min 60~120min
室内空气	紫外线照射 0.5% 过氧乙酸溶液气溶胶喷雾 以15%过氧乙酸按7mL/m³ 熏蒸	1.5W/m³ 8mL/m³ 1g/m³	30~60min 30min 120min
餐、饮具	蒸煮 500mg/L 含氯消毒剂浸泡 0.1% 过氧乙酸浸泡 远红外线照射	100℃ 浸没 浸没 120℃~150℃	15~30min 30min 30min 15~20min
家用物品、家具、玩具	0.1% 过氧乙酸擦拭或浸泡 500mg/L 含氯消毒剂擦拭或浸泡	适量 适量	15~30min
耐热耐湿的纺织品	煮沸或流通蒸汽压力蒸汽灭菌 500mg/L 含氯消毒剂浸泡	100℃ 121℃ 淹没被消毒物品	30min 10min 30min
不耐热耐湿的纺织品	以15%过氧乙酸7mL/m³ 熏蒸环氧乙烷	1g/m³ 54℃ 80% 800mg/L	120min 4~6h
粪便、分泌物	1000mL 可加漂白粉 50g 20% 漂白粉乳剂	2:1	2~6h 2~6h

续表

消毒场所	消毒方法	用量	消毒时间
尿	漂白粉干粉搅匀 10000mg/L 含氯消毒剂搅匀	0.5% 1∶10	2~6h 2~6h
便器	0.2% 过氧乙酸浸泡 1000mg/L 含氯消毒剂溶液浸泡	浸没便器 浸没便器	30~60min 30~60min
手	0.5%碘伏、75%乙醇、0.5%氯己定醇液擦拭 0.2% 过氧乙酸浸泡或擦拭	适量 适量	1~2min 1~3min
运输工具	0.2% 过氧乙酸溶液喷洒 1000mg/L 有效氯溶液喷洒	适量	60min

2. 消毒方法

（1）对物体表面进行消毒时，可选用清洗、擦拭、喷雾和浸泡的方法。一般选择含氯消毒剂，浓度为 500~1000mg/L，作用时间应不少于 30 分钟。

（2）对餐饮具可用流通蒸汽消毒 20 分钟（温度为 100℃）；煮沸消毒 15~30 分钟；使用远红外线消毒碗柜，温度达到 125℃，维持 15 分钟，消毒后温度应降至 40℃ 以下方可使用。对不具备热力消毒的单位或不能使用热力消毒的食饮具可采用化学消毒法，如用含有效氯为 250~500mg/L 的消毒液浸泡 30 分钟。消毒后清水冲洗、控干保存备用。

（3）衣服和被褥应勤洗、勤晒，消毒可用加热的方法，也可用除菌消毒洗衣粉和洗涤剂清洗衣物。

（4）卫生间、厨房和居住的房间要经常打扫，卫生洁具可用有效氯含量为 500mg/L 的消毒液擦拭。

（5）如确定公共场所为疫点，应按照疫点消毒的方法进行消毒处理。

（二）交通工具消毒

1. 呼吸道传染性疾病流行地区日常性消毒措施

（1）空气的消毒与通风

对飞机、火车和地铁的空调车厢到港或到站后，应打开所有舱门、车门进行通风换气。必要时，可使用大型电风扇吹风，以加大换气量。对公共汽车、出租车应随时开窗通风。

（2）机舱或车厢内设施的消毒

对桌、椅、门把手、厕所的马桶、洗手池等可用含有效氯为 500mg/L 的消毒剂喷洒、喷雾、擦拭（机舱内仅允许使用此法），消毒作用 20~30 分钟。达到作用时间后应用清水擦拭，再用清洁的干布擦干，以去除残留的消毒剂。

(3) 食饮具的消毒

食饮具的消毒首选物理消毒方法。例如,流通蒸汽消毒 20 分钟(温度为 100℃);煮沸消毒 15~30 分钟。对不具备热力消毒的单位或不能使用热力消毒的食饮具可采用化学消毒法,如用含有效氯 500mg/L 的消毒液浸泡 30 分钟。消毒后用清水冲洗、控干保存备用。

(4) 手的消毒

卫生间内应备有洗手消毒剂,以供乘客随时使用。卫生手消毒可采用有效碘含量为 0.3%~0.5% 的碘伏消毒液、含 70% 乙醇和 0.5% 醋酸氯己定复配的手消毒液、75% 的乙醇溶液或 70% 的异丙醇溶液(后三种消毒剂飞机上禁用)擦拭手部 1~3 分钟,防止手造成的交叉感染。

2. 在行进过程中的交通工具上发现病例时的消毒处理措施

在飞机、火车等行进过程中发现疑似病人时,应迅速采取相对隔离措施,将病人转移到机舱或车厢内循环风的下风口处,其他乘客应距其 3 排座椅的距离。疑似病人、乘务人员和乘客应立即戴上口罩。

(1) 疑似病人排泄物和分泌物的消毒

疑似病人应使用单独的卫生间,分泌物、排泄物不得直接进入马桶,应排入单独的密闭容器内,到达目的地后由专门的消毒清洁人员进行消毒处理。对粪便加 2 倍量 10%~20% 漂白粉乳液;呕吐物加 1/5 量干漂白粉,搅匀后加盖作用 2 小时;对病人的无粪尿液每 1000mL 加漂白粉 5g,搅匀后加盖,作用 2 小时后再倒入厕所。患者使用过的便器用含有效氯 2000mg/L 的消毒液浸泡 30 分钟。消毒后用水冲洗干净,干燥备用。

(2) 机舱或车厢内设施的消毒

到达目的地后,立即对机舱或车厢内的桌、椅、门把手、厕所内的马桶、洗手池等所有表面和机舱内配餐区域的表面进行消毒。消毒时,可用含有效氯 1000mg/L 喷洒、喷雾、擦拭,消毒作用 15~30 分钟。对机舱内的设施消毒后应用清水擦拭,再用清洁的干布擦干,以便去除残留的消毒剂。

(3) 对卧具的消毒

对耐热、耐湿的纺织品可煮沸消毒 30 分钟,或用含有效氯 500mg/L 的消毒剂浸泡 30 分钟;不耐热的毛毯、被褥,可采取过氧乙酸熏蒸消毒。熏蒸消毒时,将欲消毒物品悬挂室内(勿堆集一处),密闭门窗,糊好缝隙,每立方米用 15% 过氧乙酸 7mL,放置瓷或玻璃容器中,加热熏蒸 2 小时。

(4) 对食饮具的消毒

疑似病人用过的食饮具应密封保存,到港后由专门的消毒清洁人员进行消毒处理。一次性使用餐盒可焚烧。可重复使用的餐饮具可用沸水煮沸 20

分钟或用蒸锅流通蒸汽蒸 15～30 分钟,或使用红外线消毒碗柜,125℃ 维持 15 分钟的方法进行消毒;亦可使用含有效氯为 500mg/L 的消毒剂浸泡 30 分钟,然后用净水冲洗并去除残留消毒剂。

（5）对手的消毒

飞机、车、船的卫生间内应备有洗手消毒剂,以供乘客和乘务人员随时使用。乘务人员应立即进行手消毒,具体方法见上。

（6）对空气的消毒

① 舱内空气的消毒。飞机到港后应对机舱内的空气立即进行消毒,可采用循环风紫外线空气消毒机消毒的方法或按照中国民航的有关规定,使用消毒剂进行喷雾消毒。消毒后,机舱内的设施应用清水擦拭,再用清洁的干布擦干,以便去除残留的消毒剂。

② 火车厢、船舱内空气的消毒。车、船到达目的地后应立即对车厢、船舱内空气进行消毒,可采用 0.3%～0.5% 的过氧乙酸,按 $8mL/m^3$ 的量,使用气溶胶喷雾的方法消毒 30 分钟,或采用卫生安全评价合格的空气消毒药械消毒,结束后进行通风换气。对车厢、船舱内的设施消毒后应用清水擦拭,再用清洁的干布擦干,以便去除残留的消毒剂。

③ 其他交通工具在行进中,发现疑似病人时,能停车的应立即停车,将病人送往附近的医院。护送人员要做好防护措施。不能停车的应按照上述在交通工具行进过程中发现病例时的消毒处理措施进行处理。

④ 未经消毒的飞机、车、船等不得继续使用。

3. 注意事项

（1）对机舱内的空气和物体表面进行消毒时,应按中国民航的有关规定进行。

（2）消毒人员操作时应戴口罩、帽子、乳胶手套、防护眼镜、穿隔离衣和胶鞋等,做好个人防护。

（三）呼吸道传染病疫点的终末消毒

呼吸道传染病主要通过空气飞沫传播,在家庭及医院有显著聚集现象。发生疫情后,应及时、有效地对污染物品进行消毒处理,采取严格的消毒措施,疫点消毒的目的是杀灭疫点内的病原体,切断传播途径,防止疾病的传播和流行。

1. 消毒装备的要求

（1）消毒工具:背负式喷雾器、气溶胶喷雾器、机动喷雾器、配药桶（10L）、刻度量杯(筒)、工具箱、消毒车等。

（2）防护用品:工作服、隔离服、防护眼镜、N95 口罩、帽子、手套、长筒胶靴、毛巾、污物袋、皮卷尺、装工作衣的布袋、肥皂盒、皮肤消毒盒等。

(3) 消毒剂：储备经过卫生安全性评价、符合相关国家标准、在有效期内的消毒剂，如过氧乙酸、含氯消毒剂、碘伏、75%的乙醇等。

2. 消毒方法的选择

进行疫点消毒时，应首选物理消毒的方法；采用化学消毒的方法时，要选择符合国家有关规定的消毒药械。根据不同的消毒对象选择适宜的消毒剂。

(1) 物理方法：主要有焚烧、加热、紫外线照射以及臭氧发生器等。

(2) 化学方法：主要有含氯消毒剂，如漂白粉、次氯酸钠溶液、二氯异氰尿酸钠（优氯净）、三氯异氰尿酸、过氧乙酸、二氧化氯、碘伏等。

(3) 消毒方式：可采用煮沸、熏蒸、喷雾、擦拭、浸泡等方式。

3. 疫点的终末消毒程序

在出发前，应检查所需消毒用具、消毒药械和防护用品，做好准备工作。消毒人员到达疫点后，首先查对门牌号和病人姓名，并向有关人员说明来意，做好防疫知识宣传，禁止无关人员进入消毒区域内。对脱掉的外衣应放在自带的布袋中(不要放在污染或可能受到污染的地方)。穿工作衣、隔离服、胶鞋(或鞋套)，戴上N95口罩、帽子、防护眼镜、一次性乳胶手套等。

仔细了解病人患病前和患病期间居住的房间、活动场所、用过的物品、家具、吐泻物、污染物倾倒或存放地点以及污水排放处等，据此确定消毒范围和消毒对象。根据消毒对象及其污染情况，选择适宜的消毒方法。进入疫点时，应先用喷雾消毒的方法在地面消毒出一条1.5米左右宽的通道，供消毒前的测量、采样和其他处理用。测算房屋、家具及地面需消毒的面积和体积。必要时，由检验人员对不同消毒对象进行消毒前采样。

消毒前应关闭门窗，将未被污染的贵重衣物、饮食类物品、名贵字画及陈列物品收藏好。对室内空气和物体表面进行消毒。室内消毒后，若可能存在污染，对厕所、垃圾、下水道口、自来水龙头、缸水和井水等进行消毒。

疫点消毒完毕，所用消毒工具表面用消毒剂进行擦洗消毒。对消毒人员穿着的工作服、胶靴等进行喷洒消毒后脱下。将衣物污染面向内卷在一起，放在布袋中带回消毒。必要时，到达规定的消毒作用时间后，由检验人员对不同消毒对象进行消毒后采样。填写疫点终末消毒工作记录。离开病家前，叮嘱病家在达到消毒作用时间后开窗通风，擦拭打扫。

(四) 肠道传染病疫点的终末消毒

(1) 在传染源离开疫源地(住院隔离、转院或死亡)后，应由消毒人员对其居住过的地点进行彻底消毒。

(2) 进入疫点时，应测量污染范围内需消毒的面积以及需消毒的污水量。

消毒前应关闭门窗,将水缸盖好,将未被污染的贵重衣物、饮食类物品、名贵字画及陈列物品收藏好。在关闭门窗前,应先于室内灭蝇灭蟑,再进行消毒。

(3) 消毒室内地面、墙壁、家具和陈设物品时,应按照先上后下、先左后右的顺序依次进行。病人用过的餐(饮)具,病人污染的衣物及接触的物品若不能集中在消毒站消毒,可在疫点进行煮沸或浸泡消毒。进行浸泡消毒时,必须将消毒液浸透被消毒物品。进行擦拭消毒时,必须反复擦拭 2~3 次,并使被擦拭物品表面保持湿润。对污染重、经济价值不大的物品,如废弃物等,在征得病家同意后进行焚烧。室内消毒后,对厕所、垃圾、下水道口、自来水龙头或饮用水井等进行消毒。

(4) 疫点消毒完毕,将所用消毒工具表面以消毒剂进行擦拭消毒。对消毒人员的衣物、胶靴喷洒消毒后再脱下。脱下衣服,将污染面向内卷在一起,放在布袋中带回消毒。填写疫点终末消毒工作记录。离开病家前,告诉病家开窗通风,擦拭打扫。

(五) 其他各种消毒对象的处理

(1) 一般用具:可用含有效氯 500~1000mg/L 的消毒液喷洒或擦洗,作用 15~30 分钟后用清水擦拭。

(2) 餐饮具:首先蒸煮 15~30 分钟,在无燃料条件时也可用含氯消毒剂,含有效氯 250~500mg/L 的消毒液,浸泡作用 30 分钟,再用清水洗净。

(3) 墙壁、地面:用含有效氯 1000~2000mg/L 的消毒液喷雾或喷洒,作用 2 小时。用量:以土质地面湿润,墙壁不流淌为宜。

(4) 空气:房屋经密闭后,每立方米用 15% 的过氧乙酸溶液 7mL,放置瓷或玻璃器皿中加热蒸发,熏蒸 2 小时,即可开门窗通风;或以 2% 的过氧乙酸溶液($8mL/m^3$)气溶胶喷雾消毒,作用 30~60 分钟。

(5) 厕所、化粪池、临时厕所:用含有效氯 2000~5000mg/L 的消毒液消毒。

(6) 传染病人排泄物和粪便:稀薄的排泄物或呕吐物,每 1000mL 可加漂粉精 50g 或含有效氯 20000mg/L 溶液 2000mL,搅匀放置 2 小时。无粪的尿液每 1000mL 加入干漂白粉 5g 或含有效氯 10000mg/L 消毒剂溶液 100mL 混匀放置 2 小时。成形粪便不能用干漂白粉消毒,可用 20% 的漂白粉乳剂或 8% 的漂粉精溶液(含有效氯 5%),或用含有效氯 50000mg/L 消毒剂溶液 2 份加于 1 份粪便中,混匀后作用 2 小时。

(7) 污水:对于被污染的生活污水必须进行消毒,加氯量为 80~100mg/L,作用 30 分钟后,余氯为 4.0~6.0mg/L 时可排放。

(8) 被污染的衣服、被褥:耐热、耐湿的纺织品可煮沸消毒 30 分钟或用流通蒸汽蒸 30 分钟;或用含有效氯 250~500mg/L 的消毒液浸泡 30 分钟,然后用清水漂洗。不耐热的纺织品可采用过氧乙酸熏蒸消毒,15% 过氧乙酸 7mL/m³ 熏蒸 1~2 小时。

（9）被污染的家具:含有效氯 500~1000mg/L 的消毒液擦拭,作用 30 分钟;或 0.5% 的洗必泰擦拭,作用 30 分钟。

（10）禽畜舍:含有效氯 1000~2000mg/L 的消毒剂喷雾(洒)200~400mL/m²,作用 2 小时;如疑有细菌芽孢污染或有病畜、禽,则可用 0.5%~1.0% 的过氧乙酸或含有效氯 10000~20000mg/L 的消毒剂作用 4 小时。

（11）饮水:受灾地区处理水的需氯量为 5~10mg/L,经处理后的水中余氯应达到 0.7mg/L。

（12）手的一般卫生消毒:有效碘 0.5% 的消毒液、75% 酒精、0.5% 洗必泰醇溶液擦拭作用 1~3 分钟。

（13）污染的手巾、毛巾、脸盆、门把手:分别煮沸 15 分钟,或用含有效氯 250~500mg/L 的消毒剂作用 15~30 分钟,或 0.2%~0.5% 的过氧乙酸擦拭作用 10 分钟。

（14）瓜果、蔬菜:含有效氯 250~500mg/L 的消毒剂作用 15~30 分钟。或用其他可用于瓜果、蔬菜类消毒的产品按说明书要求使用。

第二节 灾难发生后的媒介生物控制

灾难发生时,基本的居住条件房屋等被破坏,严重时灾民被迫迁居到临时居住场所生活,由于人群高度集中,杂物多,生活环境恶化,粪便、垃圾不能及时处理,蚊、蝇等病媒生物的密度升高。因此,灾民与病媒生物如蚊、蝇、鼠、蚤等的接触机会增多,极易造成自然疫源性虫媒疾病和肠道传染病的流行。

灾区杀虫灭鼠的处理原则:通常情况下首先要采取环境治理,辅以药物杀灭,加强个人防护;当病媒生物密度过高或发生病媒生物性疾病流行时,应以化学防治为主,辅以个人防护和环境治理措施。

一、防蚊灭蚊

（一）防蚊

采取环境治理措施,填平水坑,彻底清除积水,缸、盆、罐等容器要翻转倒扣,必须盛水的容器要加盖密闭。居住所附近杂草清除干净,室内外杂物摆放整齐。

不要在蚊虫密度高的地方设立临时居住点，住处尽可能要安装纱门纱窗（有条件的可在纱门纱窗上涂刷市售窗纱涂剂），睡觉时使用蚊帐（有条件时使用药物如奋斗呐、2.5%凯素灵，或每顶蚊帐用敌杀死 12~16mL/m² 浸泡），睡前点燃盘式蚊香（或电热蚊香）。室外活动时，要穿长衣裤，暴露在外的皮肤可均匀涂抹驱避剂防蚊。

（二）灭蚊

1. 杀灭成蚊

室外用环卫乐或卫得，采用压缩喷雾器喷雾，室内可用卫得或5%的高效氯氰菊酯制剂，根据产品使用说明书稀释后按 50mg/m² 的剂量进行空间喷雾或对墙面、地面进行滞留喷洒，也可使用市售气雾剂灭蚊。

2. 杀灭幼虫

对于污水沟或污水池，可用有效成分为倍硫磷或双硫磷的灭蚊蚴缓释剂按产品使用说明进行撒布。

二、防蝇灭蝇

（一）防蝇

要及时清理住处垃圾、粪便，对各种腐烂变质物、废弃物等垃圾集中进行无害化处理，临时粪坑要加盖投药。对禽畜尸体要深埋。吃剩的食物要加罩保存，防止苍蝇接触。

（二）灭蝇

室内可用卫得或含高效氯氰菊酯等有效成分的杀虫剂。根据产品使用说明书稀释后按 50mg/m² 的剂量进行空间喷雾或对墙面、地面进行滞留喷洒，也可用气雾剂灭成蝇。另外，亦可采用毒饵灭蝇，或用黏蝇纸黏蝇。

室外除用诱蝇笼等捕蝇器械（下置鱼杂等诱饵）诱捕成蝇外，蝇蛆孳生场所（如厕所、粪坑、垃圾堆等）可用灭蝇蛆缓释剂（30g/m²）撒布，或使用环卫乐 50~100 倍稀释后按 50mg/m² 的剂量喷洒，外环境滞留喷洒灭蝇药物还可以选用 1.25%的拜虫杀乳剂、10%的杀飞克可湿性粉剂、7.5%的高灭灵水悬浮剂、百高克乳油、10%的除害净杀虫悬浮剂等以控制蝇类孳生。

三、灭鼠

（一）防制方法

1. 物理防制法

对在临时聚居地及周围进行堵洞，堵洞时可以配合磷化铝片（应急时用，由专业人员负责进行杀灭)。贮存粮食及食物的地方最好建防鼠台,也可以用鼠夹(笼)进行捕杀。室内可选用粘鼠板捕鼠。

2. 化学灭鼠法

主要采用灭鼠剂进行杀灭的方法,在人群聚居地禁止使用急性鼠药和国家明令禁止使用的鼠药(如甘氟、氟乙酰胺、毒鼠强等),可以使用慢性杀鼠剂(如抗凝血类药物)。在堵洞时可以由专业人员使用磷化铝片,每洞一片,然后将洞堵死,并防被鼠重新盗开。部分杀鼠剂的使用浓度和溶剂见表4-2。

表4-2 常用杀鼠剂及剂量

杀鼠剂名称	常用剂量	溶剂	使用方式
杀鼠灵	0.005%~0.05%	丙酮	毒米
杀鼠醚	0.03%~0.05%	乙醇、丙酮	毒米
敌鼠钠盐	0.025%~0.1%	乙醇、水	毒米
氯鼠酮	0.005%	植物油	毒米、毒粉、毒水
溴敌隆	0.005%	植物油、丙酮、乙醇	毒米、毒粉、毒水
大隆	0.005%	氯仿、植物油	毒米、毒粉、毒水
溴杀灵	0.005%	植物油	毒米

(二)灭鼠后所需要做的工作

1. 鼠尸的处理

统一处理、焚烧深埋均可,但以焚烧为好。深埋处理时,应当在填埋时适当喷洒消毒剂对其进行处理。

2. 鼠体寄生虫的杀灭

在投放鼠药后的4~5天,应及时搜寻死鼠。喷洒杀虫剂于地面和周围的环境,最好使用滞留杀虫剂。同时管好猫、狗等宠物,以及牲畜等动物,以防间接传播寄生虫和媒介疾病给临时居住人群。

(三)杀鼠剂中毒后的解毒剂

抗凝血类杀鼠剂中毒可用维生素K_1治疗,溴杀灵中毒可用苯巴比妥治疗,含氟类杀鼠剂可用解氟灵(乙酰胺)治疗。

四、灭蟑

(一)蟑螂的防治

查找蟑螂可能生存和栖息的场所,将其清理干净,将缝隙抹平。对木制的物件可使用药物滞留方法处理,同时投放毒饵,也可以采用黏蟑纸的方法黏杀蟑螂。

（二）合理使用化学药物

高效氯氰菊酯、溴氰菊酯和三氟氯氰菊酯对蟑螂都有较好的杀灭效果，可以很快地降低蟑螂的密度。它们主要是用于表面的喷洒，做滞留喷洒使用，同时对后续繁殖出来的蟑螂幼虫也有持续的杀灭作用。它们的最终使用浓度分别是 $15mg/m^2$, $10\sim25mg/m^2$, $10\sim20mg/m^2$，含这类成分的药物有标杀、派西欧和卫得。还可以用杀蟑胶饵、毒粉巩固杀灭效果。

第五章　灾难危机中的健康教育和健康促进

灾难危机中的健康教育和健康促进

公众是防灾的主体。灾难瞬间使人们的生活陷入极其特殊而艰苦的环境中，无论是灾区居民，还是救援人员，都被迫住在简易居所中，正常生活设施被破坏，正常的生活环境被改变，人群高度密集居住，极易发生传染病的流行和蔓延。健康教育是最符合成本效益原则的疾病预防控制措施。灾难发生后，防病工作中的健康教育策略是针对主要卫生问题，组织主题明确、快速灵活、灾民和救援人员喜闻乐见的形式，各种广播、电视、网络、手机报和手机短信、宣传材料、面对面交流等方式，开展多种传播渠道的健康教育活动，增加社区群众对突发自然灾害的认知和卫生防病知识，促进形成良好卫生习惯，提高公众的自我防病和自我保护的能力。另外，由于灾区群众自身或其家人、朋友身体受到严重的伤害，致使其心理上受到严重打击，需要及时得到心理上的安慰和帮助，解除心理上的不适感。经过及时的健康教育和心理行为干预，最大限度地提高灾区群众的心理和生理健康调节能力。

WHO 指出，健康促进是公共卫生的核心策略，它对于传染性疾病、非传染性疾病以及其他威胁人民健康的因素同样是有效的。灾难危机中的疾病防控应对策略从本质上来说与健康促进的策略如出一辙。

第一节　灾后健康教育和健康促进内容

一、宣传党和国家的相关政策与措施

宣传的内容包括党和国家既往的相关政策、各级政府已经采取的措施和即将采取的措施等。

二、提供灾后的相关救援服务信息

提供的信息包括各类救援队伍的分布状况、救灾物资发放点的分布状况、医疗点的分布状况等。

三、宣传个人安全保护知识

宣传各类灾害和次生灾害的威胁和相应的个人安全防护知识与技能。次生灾害的威胁,如震中已经遭到破坏但还没有倒塌的房子,可能崩坏的山体,水位日益增高的堰塞湖,已经成为废墟的倒塌房屋内部,不断发生的余震等,都可能形成安全威胁。

四、开展灾后卫生防病教育

（一）环境卫生

垃圾处理知识、粪便处理知识等。

（二）食品安全

食品卫生、营养搭配等。

（三）饮水卫生

水源保护知识、生活用水的消毒等卫生知识。

（四）其他

当地流行的传染病防治知识。

五、开展灾后心理援助

（一）心理疏导

缓解、解除灾民的恐惧、悲伤、无助、绝望心理。

（二）心理危机现场干预

救灾现场的心理干预包括接触与参与、安全确认、稳定情绪、释疑解惑和实际协助等内容。

六、进行宣传报道

全面而详细的报道、适宜的舆论引导对救灾工作具有鼓舞士气的作用,同时也能帮助灾区有关人员树立抗震救灾取得全面胜利的信心。除全面宣传外,还要重视个案报道,深度挖掘个案事件中的闪光点,发挥示范效应;汇总并上报救灾防疫工作的每日进展,忠实记录救灾防疫过程中的重要事件,宣传报道救灾防疫典型案例和感人事迹等。

加强健康教育是落实各项防控措施、减轻突发公共卫生事件危害的重要组成部分。健康教育在突发公共卫生事件前、事件中和事件后都有大量的工作可做。迅速、有效的信息传播活动是突发公共卫生事件处置中的关键环节,健康教育工作者应与相关专家一起,在引导公众理性地面对风险中发挥主导作用。如疫情通报、疾病的传染源、传播渠道和高危人群,以及行之有效的可操作的自我防护方法等。

关于传播的方式要根据有效性、针对性和可及性的原则,因地制宜地制作通俗易懂、群众喜闻乐见的小折页、小册子、传单、连环画、小报、专刊等多种平面媒体材料。健康教育工作者要与专家、传媒紧密联手互动,尤其要与电视、广播等强势媒体联手,快速整理有关信息,组织流行病学专家、医学家、健康教育专家等为公众释疑解惑,向公众普及相关防控知识,稳定公众情绪,尤其对基层和农村地区要加强信息沟通指导。

第二节 灾后健康教育和健康促进对象与内容

一、受灾群众

介绍卫生防病知识、饮食饮水卫生知识、自我防护知识、家庭消毒的简单方法等。可采用倾听、交谈、小组讨论、发放资料、现场示范、短信发送、培训等方法。

二、灾区干部

介绍宣传防病知识的必要性,组织实施防病工作的方式、方法及相应的政策法规。可采用交谈、简单的碰头会、培训等方法。

三、卫生系统以外的救灾人员

介绍自我防护知识、安全知识、野外生存技能,可采用发放资料、培训、现场示范等方法。

四、救援志愿者

与救灾相关的专业知识和技能,可采用简单适用、易于掌握和传播的宣传资料来开展,比如编制各种操作要领的口诀、顺口溜等。

五、卫生系统救援人员

卫生系统救援人员到达灾区后均需独立开展多方面的防病工作,需要就其不熟悉的其他相关学科的基本知识和技能及时开展有针对性的培训,以提高其独立开展多方面防病工作的能力。

六、灾区以外的社会公众

普及灾后防护知识,介绍灾区群众生活、生产恢复情况及其他方面的需求。

第三节　灾后健康教育与健康促进方法

一、人际传播

集中培训、小组讨论、现场示范、交谈、倾听等人际传播是灾难危机中最主要的工作方法,需要大量掌握专业知识的健康教育人员。除医疗卫生专业人员要人人参与外,还应招募志愿者参与进来以扩大工作基础。

二、媒介传播

健康教育资料、宣传车、墙体标语、横幅、展板等。

三、大众传播

大众传播方式包括广播、电视、手机短信、电脑网络(机会比较少)等。其中无线广播覆盖面广,成本低,方便快捷,往往是灾后最先恢复,甚至是唯一的有效传播媒介。在救人的黄金72小时内,就应及时利用无线广播设备播出卫生防病的健康教育内容。

要利用城乡社区信息联通系统,在网站上发布有关突发公共卫生事件的全面信息,开通不同语言的热线咨询电话,解决公众关注的问题。某些公共卫生事件不仅与社会经济、环境密切相关,也与生活方式密切相关。

四、健康教育夜校

针对当地灾民开设的健康教育夜校,是一种常用的手段。健康教育夜校一般在傍晚太阳还没落山前举行,地点选择可因地制宜,最常使用的设备是手持扩音器。

健康教育夜校以知识讲解和技术示范为主,内容从日常生活饮用水的消毒、灭蚊灭蝇到垃圾无害化处理、次生灾害的自我防护知识等,手把手地现场示范,直到参加学习的灾区群众完全掌握为止。

五、利用关键场所开展健康教育

交通要道、救灾物资发放点等是集中发放健康教育资料的重要场所。另外,还可以利用张贴宣传画、书写标语、黑板报,现场制作简易的告示牌(水源保护地告示牌、垃圾填埋地告示牌)、卫生防疫医疗服务点横幅,甚至以当地车辆作为流动宣传车巡回宣传等手段,扩大信息覆盖范围和频次。在主要交通要道书写墙体标语、口号提醒灾民注意救灾防病。同时,要利用各种机会公告医疗救护点的地点、电话等。有条件的可出动广播宣传车,巡回宣传。

六、其他

救援队伍的后方,可以集中力量来支援前方的救援队伍。比如以最快速度设计和印刷健康教育材料,并传送到灾区救援队伍中,在救援工作中一并发放。

第四节 灾后健康教育与健康促进的组织与实施

一、准备工作

接到救援命令,开赴救灾防病一线前,除做好必要的防病和生活物资准备外,还应做好健康教育工作的相应准备。

(一)健康教育材料

宣传单、折页、宣传画、标语、横幅、防病救灾手册等,内容为灾后防病的核心信息。

(二)健康教育人员配备的装备

健康教育工作人员承担的文字性工作较多,宜考虑配备便于携带的折叠座椅,配置功能比较齐全的笔记本电脑、移动硬盘、无线上网卡等。

(三)救援队伍整体和救援队员个人的醒目标识

队旗、横幅、人员服装、车辆均须具有明显的标记,这对队员开展工作、车辆在灾区的通行、摄影摄像均十分必要,因此标记要简单醒目。

（四）后方支援团队与前方救援队伍始终互动

救援队伍在灾区时受人员、设备、时间等客观因素限制，特别是灾后基础设施破坏严重，无法迅速方便地开展工作。这时，强大高效的后方支援团队就成为前方顺利开展工作的坚强后盾。

二、加强队伍的能力建设

要想组织起有效的灾后健康教育队伍，让所有卫生防病队员都具有防病知识和能力，及时的培训是必要而且可行的。能力建设应包括以下几个方面。

（一）健康教育基本方法培训

制订有针对性的教育工作方案，并组织所有队员学习。由救援队伍中的健康教育专业人员就灾后健康教育工作的基本方法、基本内容等对所有队员进行培训。培训方法上，宜采用讲解、示范和交流等手段，帮助卫生应急救援队伍掌握随时随地开展健康教育的简单方法。

（二）心理危机干预能力培训

参与救灾的健康教育人员以前大多数都没有受过心理危机干预的专门培训，不能较系统地实施心理危机干预。而震后灾区的心理干预是一项长期性工作，宜及时举办短期的心理干预培训，使健康教育专业人员掌握必要的心理干预基本技能。

三、完善健康教育工作的应急预案

在突然发生的严重地震灾害救援工作中，以往制订的健康教育应急预案既发挥了巨大的作用，同时也存在许多的局限性，需要在现场救援工作中取得经验、得到验证的基础上，及时进行修订和完善。

四、建立工作网络

（一）卫生系统救援队伍内的力量

卫生应急救援队伍到达灾区后，一般采取分片包干制，分组开展应急救援工作。将宣传材料分发、安全防护知识的讲解、卫生防病常识的咨询、灾后心理危机抚慰等任务，合理分配到各个救援小组中，使灾后防病的健康教育工作与卫生应急救援工作有机融合在一起。开展健康教育人员研究和调整健康教育工作对策，针对各类人员开展相关的能力培训，制订和修正阶段性的健康教育工作计划，评估各类力量开展健康教育的工作成效。

（二）卫生系统救援队伍以外的力量

灾难发生以后，灾区的健康教育基层网络往往遭到严重破坏。在尽快重建基层网络的同时，要利用政府建立的临时救灾指挥部网络体系，加强与救灾指挥部的协调，必要时可利用救灾部队、武警等军事网络体系，尽快开展防病知识的普及工作。通过合理的组织、培训，可借助志愿者队伍的力量来开展一些知识普及工作。

第五节 灾后防控传染病健康教育知识关键点

一、灾后可能发生的疾病

灾后灾区卫生条件差，特别是饮用水的水质难以得到保障，首先要预防的是肠道传染病，如霍乱、伤寒、痢疾、甲型肝炎等。另外，人畜共患疾病和自然疫源性疾病也是灾害期间极易发生的，如鼠媒传染病钩端螺旋体病、流行性出血热、蚊媒传染病疟疾、流行性乙型脑炎等。

灾害期间还常见浸渍性皮炎（"烂脚丫""烂裤裆"）、虫咬性皮炎等皮肤病以及溺水、触电、中暑、外伤、毒虫咬蜇伤、毒蛇咬伤、食物中毒、农药中毒等意外伤害。

二、预防灾后传染病的主要措施

（一）肠道传染病的预防

（1）注意饮食和饮水卫生是预防肠道传染病的关键。

（2）灾后要清除垃圾、污物，消毒环境，管理好粪便、垃圾，减少污染。

（3）保护水源，特别是生活饮水，免受污染。用漂白粉或漂白粉精片（净水片）消毒生活用水。

（4）灾害期间及之后不要去游泳，以减少感染机会。

（5）注意个人卫生和饮食卫生。不喝生水；饭前便后洗手；不吃腐败变质或被洪水浸泡过的食物，不吃淹死、病死的禽畜；不用脏水漱口或洗瓜果蔬菜；碗筷应煮沸或用消毒碗柜消毒，刀、砧板、抹布也应严格消毒；生熟食品要分开存放；水产品和海鲜食物要煮熟煮透再吃。

（6）消灭苍蝇。水灾期间建临时厕所，不随地大小便；粪缸、粪坑中加药杀蛆；动物尸体要深埋，土层要夯实；灾后应创造条件修建防蝇厕所。

（二）钩端螺旋体病和流行性出血热的预防措施

（1）尽量减少或避免与疫水接触，不在可疑的疫水中游泳、洗衣物等。

（2）管好猪、狗等动物，猪要圈养，不让其尿液直接流入水中，猪粪等要发酵后再施用。

（3）大力开展防鼠灭鼠工作，尤其是洪灾期间人群较集中的地方，也是鼠类密度较高的地方。洪灾后立即加强灭鼠、杀虫。

（4）禁止随地小便，病人粪尿用石灰或漂白粉消毒。

（5）临时居所要建在地势较高、干燥向阳的地带，在周围挖防鼠沟；还要求有一定的坡度，以利于排水和保持地面干燥。床铺应距离地面2尺（约0.67米）以上，不要睡地铺。

（6）加强个人防护，在疫区作业时，应穿戴长筒胶鞋和防护衣裤，防止皮肤破损，保护皮肤不受钩端螺旋体侵袭。不要在草堆上坐卧、休息。

（7）有条件的可接种疫苗，或在医生指导下服用预防药物。

（三）疟疾、流行性乙型脑炎的预防

（1）应采取灭蚊、防蚊及预防接种为主的综合措施。

（2）控制和管理传染源，家畜家禽的圈棚要经常洒灭蚊药，病人要隔离。

（3）开展爱国卫生运动，消灭蚊虫。清扫卫生死角、积水，疏通下水道，喷洒消毒杀虫药水，消除蚊虫孳生地，降低蚊虫密度，切断传播途径。

（4）做好个人防护，避免被蚊虫叮咬。夜间睡眠挂蚊帐；露宿或夜间野外劳动时，暴露的皮肤应涂抹防蚊油，或者使用驱蚊药。

（5）及时预防接种乙脑疫苗，提高人群免疫力。

三、特殊人群健康教育服务

针对不同目标人群的心理反应和影响程度，充分利用各种医疗卫生队伍和当地社会支持系统进行心理疏导、心理咨询和心理干预。对妇女、儿童、老年人等特殊人群，要针对其需求特点给予必要的健康教育服务，保护妇女生殖健康，防治生殖道感染等疾病，加强儿童喂养、看护和生长发育指导，为老年人提供防治常见疾病与提高生活质量的知识和技能。要充分发挥医疗和防疫救援队伍的作用，指导当地基层医疗卫生人员开展健康教育工作。健康教育专业机构要加强对基层医疗卫生人员、媒体和志愿者的培训和指导。

四、灾后常见传染病的预防知识

（一）常见的传染病

1. 肠道传染病

霍乱、副霍乱、痢疾、伤寒、副伤寒、病毒性肝炎等。

2. 蚊媒传染病

疟疾、登革热、流行性乙型脑炎等。

3. 鼠媒传染病

钩端螺旋体病、流行性出血热等。

(二) 为什么夏季容易发生各类传染病

夏季天气炎热,各类细菌、病毒生长繁殖快,水源食物、环境容易受污染,是各类传染病容易发生的主要原因。老鼠、苍蝇、蚊子、蟑螂等在夏季是繁殖高峰期,它们携带的各种病原体易污染水源、食物、环境,使人类得病。天气炎热,人的体能消耗量大,喝水多则减弱了胃肠功能和抗病能力,易致病。

(三) 临床表现

1. 伤寒

潜伏期1～2周,起病缓,体温上升,持续性高热,相对缓脉,表情淡漠,无力,皮疹,肝脾肿大。

2. 霍乱

无痛性剧烈腹泻,水样便,伴呕吐,日10多次以上,迅速严重脱水。

3. 痢疾

起病急,发热、腹痛、里急后重,大便量少,有黏液脓血便,日数次到10多次以上。

4. 疟疾

寒战发热,体温39℃以上,大汗淋漓,面色苍白,全身疼痛、乏力,间歇性或隔日发作。

5. 登革热

起病急,畏寒,高热39℃～40℃,剧烈头痛,眼眶痛,肌肉关节痛,出血倾向,面、颈、胸部潮红(称"三红征"),结膜出血。

6. 流行性乙型脑炎

起病急,全身不适,头痛,高热、恶心、呕吐(喷射状)、惊厥、抽搐,儿童多见。

7. 钩端螺旋体病

起病急,畏寒、发热,呈弛张热,全身肌痛特别是腓肠肌痛,乏力,眼结膜出血,浅表淋巴结肿大,易被误诊为"流行性感冒"。

8. 流行性出血热

流行性出血热又称肾综合征出血热,发热,全身疼痛,乏力,头痛,眼眶痛,腹痛,面额、胸部出血潮红,全身毛细血管广泛性出血,少尿。

(四) 预防措施

1. 接种疫苗

进行计划性人工自动免疫是预防各类传染病发生的主要环节,预防性疫苗是阻击传染病发生的最佳积极手段,也是投资小、收效大的预防举措。

2. 注意个人卫生和防护

要保持学习、生活场所的卫生,不要堆放垃圾。饭前便后、打喷嚏、咳嗽和清洁鼻子以及外出归来一定要洗手,勤换、勤洗、勤晒衣服与被褥,不随地吐痰。保持教室、宿舍内空气流通。

3. 加强锻炼,增强免疫力

积极参加体育锻炼,多到郊外、户外呼吸新鲜空气,每天散步、慢跑、做操、打拳等,使身体气血畅通,筋骨舒展,增强体质。在锻炼的时候,必须注意气候变化,要避开晨雾风沙,要合理安排运动量,自我监护身体状况等,以免对身体造成不利影响。

4. 生活有规律

睡眠休息要好,生活有规律,保证充足的睡眠,对提高自身的抵抗力相当重要。要合理安排好作息,做到生活有规律,劳逸结合。

5. 衣、食细节要注意

根据天气变化适时增减衣服。合理安排好饮食,饮食上不宜太过辛辣,太过则助火气,也不宜过食油腻。要减少对呼吸道的刺激,如不吸烟、不喝酒,要多饮水,摄入足够的维生素,宜多食些富含优质蛋白、糖类及微量元素的食物,如瘦肉、禽蛋、大枣、蜂蜜和新鲜蔬菜、水果等。

6. 切莫讳疾忌医

在发现身体不适,或有类似反应时要尽快就医,做到早发现、早诊断、早隔离、早治疗,同时对患者的房间及时消毒。

第六节 灾后健康教育与健康促进效果评估

一、需求评估

在进入灾区的开始阶段,通过简单的走访、交谈、问卷调查等方式,迅速了解当地群众掌握有关知识的基本情况,当地群众平均的文化水平,当地开展健康教育工作的基础情况,当地疾病流行状况等。

二、过程评估

(1) 通过走访、记录,了解各类宣传材料的发放覆盖情况、张贴密度。

(2) 通过观察和简单询问,了解灾区群众相关健康教育宣传材料的拥有率、阅读率、保留率及满意率。

（3）通过现场走访、简单询问等，了解卫生系统以外的各路救援队伍中对相关健康教育宣传材料的拥有率、阅读率、保留率及满意率等。

三、效果评估

（1）通过观察灾区群众的表情、情绪等，了解其目前的精神与心理状况及对未来生活的信心和勇气。

（2）通过简单的问卷调查，了解灾区群众对相关知识的掌握情况。

（3）检查各路救灾队伍防护装备穿戴是否规范，是否符合安全、卫生等要求，了解其对相关知识的掌握情况。

（4）采用记录和工作量统计的方法，按日统计培训人数、心理干预人数、信息报道数量等相关工作数据，通过对灾区群众相关知识及行为改变率等情况的了解，评估健康教育专业队伍的工作成效。

第七节　灾后健康教育与健康促进工作的注意事项

一、正确把握灾后各阶段健康教育工作的重点

根据在重灾区实施地震灾害后开展健康教育工作的经验，初步将地震灾后健康教育工作划分为以下几个阶段：

（一）第1阶段

第1阶段为灾难发生时及其随后的5~7日。这一阶段通常被称为灾难之后的救生期。在此期间，不论是灾区群众还是救援人员，均以救人为第一目标。健康教育工作的主要任务是实施心理抚慰，缓解灾区群众的恐惧、悲伤、无助、绝望心理，帮助其他系统的救援人员克服情绪波动。

（二）第2阶段

第2阶段为灾后第8日到1个月。这个阶段是灾后心理救援的亚救生期。在此阶段，除了继续帮助灾区群众注意救灾防疫、规范个人卫生行为、了解灾后防病知识外，心理危机干预是工作的重点，而儿童、老人又是心理危机干预的主要人群。这一时期也是心理干预的重点阶段，属于灾后心理救援的亚救生期。在这个阶段里，大家已经度过救生期，因灾难导致的精神紧张及心理伤害会慢慢显现，如果没有及时进行心理危机干预，儿童易产生暴力倾向，老人会陷入孤独之中甚至自杀。

(三)第3阶段

第3阶段为灾难发生1个月之后。这一阶段是灾后心理危机的慢性期。灾区群众的心理危机反应不再像初期那样明显,其表现也更加多样而隐蔽,但影响却更加持久,其心理救助的需求容易被忽略。这个阶段仍要加强救灾防病健康教育工作,让受灾群众继续了解和掌握卫生防病、饮食饮水卫生、自我防护、家庭消毒的简单方法等卫生知识。当地干部应该掌握防病工作的方式方法、政策法规等,培训当地的卫生防病人员,帮助建立当地的卫生防疫网络。适时开展受众(目标人群)效果评估,通过观察灾民表情、情绪等了解其对未来生活的信心和勇气,简单询问和了解健康教育材料入户率,查找不足与弱点,及时弥补。

二、高度重视灾后心理危机干预工作

(一)救生期和亚救生期

最常用的心理危机干预方法为耐心倾听与实际协助。实施心理干预的专业人员,以非强迫性的、富同情心的、助人的方式与幸存者接触。通过倾听、适当应答等形式帮助受灾群众舒缓心理压力,并通过提供力所能及的协助,如帮助幸存者与其主要的支持者或其他的支持来源,包括家庭成员、朋友、社区的帮助资源等建立短暂的或长期的联系;提供关于应激反应的应对方法等信息,以及如何正确减轻苦恼和促进适应性功能恢复的信息。另外,给幸存者提供实际的帮助,针对目前实际生活中的困难,协助幸存者调整和接受因地震改变了的生活环境及状态,处理现实的需要和关切、解决问题等也是开展心理危机疏导的重要方面。

(二)心理危机的慢性期

需要各级政府和卫生行政部门及时提供系统的心理危机干预服务,具体方法参照卫生计生委办公厅印发的关于《灾后不同人群心理卫生服务技术指导原则》执行。

第六章 灾难危机中的心理干预

第一节 心理卫生在危机中的因应与复原中的角色与规划

我们不希望发生突发事件,尤其是灾难。但是,灾难总是不断发生,科学、有序、预防、预见性的心理援助十分重要。为了更好地帮助各类人员做好心理援助工作,当突发事件灾难发生时,拥有一个整合的心理卫生干预紧急反应与其他突发事件救灾机构的灾难心理卫生计划是基本要务。

一、制订应急预案

制订应急预案是对突发事件尤其灾后幸存者的心理健康需求的响应,可以使心理卫生人员对组织内的设施、人员以及其他资源做最有效的运用。在长期复原过程中,心理卫生通常可以整合到其他针对幸存者的救治服务之中。

(一)心理干预指导原则

本指导原则应在经过培训的精神卫生专业人员指导下实施。

1. 组织领导

(1)心理救援医疗队在到达指定灾难现场后,应及时与突发事件指挥部取得联系,成立心理救援协调组,统一安排事件发生地的紧急心理干预工作。

(2)后期到达的心理救援医疗队或人员,应在心理救援协调组的统一指挥、组织下开展工作。

(3)各心理救援协调组的工作应及时与所在地精神卫生专业机构沟通和

协调，并接受当地卫生行政部门的领导。

2. 干预的基本原则

（1）心理干预是医疗救援工作的一个组成部分，应该与整体工作结合起来，以促进社会稳定为前提，要根据整体救灾工作的部署，及时调整心理危机干预工作重点。

（2）心理危机干预活动一旦进行，应该采取措施确保干预活动得到完整开展，避免再次创伤。

（3）对有不同需要的受灾人群应综合应用干预技术，实施分类干预，针对受助者当前的问题提供个体化帮助。严格保护受助者的个人隐私，不随便向第三者透露受助者个人信息。

（4）以科学的态度对待心理危机干预，明确心理危机干预是医疗救援工作中的一部分，不是"万能钥匙"。

3. 制订干预方案

（1）目的

积极预防、及时控制和减缓突发事件的心理社会影响；促进突发事件灾后心理健康重建；维护社会稳定，促进公众心理健康。

（2）工作内容

① 综合应用基本干预技术，并与宣传教育相结合，提供心理救援服务。

② 了解突发事件受灾人群的社会心理状况，根据所掌握的信息，发现可能出现的紧急群体心理事件苗头，及时向突发事件救灾指挥部报告并提供解决方法。

③ 通过实施干预，促进形成突发事件灾后社区心理社会互助网络。

（3）确定目标人群和数量

心理危机干预人群分为四级。干预重点应从第一级人群开始，逐步扩展。一般性宣传教育要覆盖到四级人群。

第一级人群：亲历突发事件灾难的幸存者，如死难者家属、伤员、幸存者。

第二级人群：突发事件灾难现场的目击者（包括救援者），如目击突发事件灾难发生的灾民、现场指挥、救护人员（消防、武警官兵、医疗救护人员、其他救护人员）。

第三级人群：与第一级、第二级人群有关的人，如幸存者和目击者的亲人等。

第四级人群：后方救援人员、突发事件灾难发生后在灾区开展服务的人员或志愿者。

(4) 目标人群评估、制订分类干预计划

评估目标人群的心理健康状况,将目标人群分为普通人群、重点人群。对普通人群开展心理危机管理;对重点人群开展心理危机援助。

(5) 干预时限

紧急心理危机干预的时限为突发事件灾难发生后的4周以内,主要开展心理危机管理和心理危机援助。

(6) 制定工作时间表

根据目标人群范围、数量以及心理危机干预人员数安排工作,制定工作时间表。

4. 组建队伍

(1) 心理救援医疗队

人员以精神科医生为主,可有临床心理治疗师、精神科护士加入。至少由2人组成,尽量避免单人行动。有突发事件灾难心理危机干预经验的人员优先入选。配队长1名,指派1名联络员,负责团队后勤保障和与各方面联系。心理危机干预人员也可以作为其他医疗队的组成人员。

(2) 救灾地点心理危机干预队伍

以精神科医生为主,心理治疗师、心理咨询师、精神科护士和社会工作者为辅。适当纳入有相应背景的志愿者。在开始工作以前对所有人员进行短期紧急培训。

5. 出发前准备

(1) 了解灾区基本情况,包括灾难类型、伤亡人数、道路、天气、通讯和物资供应等;了解目前政府救援计划和实施情况等。

(2) 熟悉本次灾难引起的主要躯体损伤的基本医疗救护知识和技术,例如骨折伤员的搬运、创伤止血等。

(3) 初步估计干预对象及其分布和数量。

(4) 制订初步的干预方案/实施计划。

(5) 对没有心理危机干预经验的队员,进行紧急心理危机干预培训。

(6) 准备宣传手册及简易评估工具,熟悉主要干预技术。

在外援心理援助医疗队到达灾区之前,尽量与当地联络人进行沟通,了解突发事件灾区情况,做到心中有数。

6. 现场工作流程

(1) 接到任务后按时到达指定地点,接受当地突发事件救灾指挥部领导,熟悉突发事件灾情,确定工作目标人群和场所。

(2) 如已有心理危机干预方案,按原方案开展;若没有,抓紧制订干预方案。

（3）分小组开展干预活动。

（4）使用简易评估工具，对需要干预的对象进行筛查，确定重点人群。

（5）根据评估结果，对心理应激反应较重的人员及时进行初步心理干预。

（6）对筛选出有急性心理应激反应的人员应进行治疗及随访。

（7）有条件的地方，还应对突发事件救灾工作的组织者、社区干部、救援人员采取集体讲座、个体辅导、集体心理干预等措施，教会他们简单的沟通技巧、自身心理保健方法。

（8）及时总结当天工作。每天晚上召开碰头会，对工作方案进行调整，计划次日的工作，同时进行团队内的相互支持，最好有督导。

（9）将干预结果及时向救灾指挥部负责人进行汇报，提出对重点人群的干预指导性意见，特别是对重点人群开展救灾工作时的注意事项。

（10）心理救援医疗队在工作结束后，要及时总结并汇报给有关部门。

7. 常用干预技术

（1）普通人群

普通人群是指目标人群中经过评估没有严重应激症状的人群。从突发事件救援到整个事件的善后安置处理，都需要有心理危机管理的意识与措施，以便为灾难救援工作提供心理保障。可包括以下几方面：

① 对人群进行妥善安置，避免过于集中。

在集中安置的情况下实施分组管理，最好由相互熟悉的突发事件灾民组成小组，并在每个小组中选派小组长，作为与心理救援协调组的联络人。对各小组长进行必要的危机管理培训，负责本小组的心理危机管理，以建立起新的社区心理社会互助网络，及时发现可能出现严重应激症状的人员。

② 依靠各方力量参与。

建立与当地民政部门、学校、社区工作者或志愿者组织等负责突发事件灾民安置与服务的部门/组织的联系，并对他们开展必要的培训，让他们协助参与、支持心理危机管理工作。

③ 利用大众媒体向灾民宣传心理应激和心理健康知识，宣传应对突发事件灾难的有效方法。

④ 心理救援协调组应该积极与救灾指挥部保持密切联系与沟通，协调好与各个救灾部门的关系，保证心理危机管理工作顺利进行。对在心理危机管理中发现的问题，应及时向救灾指挥部汇报并提出对策，以使问题得到及时化解。

(2) 重点人群

重点人群是指目标人群中经过评估有严重应激症状的人群。对重点人群采用"稳定情绪""放松训练""心理辅导"技术开展心理危机救助。

① 稳定情绪技术要点

- 倾听与理解。目标：以理解的心态接触重点人群，给予倾听和理解，并做出适度回应，不要将自身的想法强加给对方。
- 增强安全感。目标：减少重点人群对当前和今后的不确定感，使其情绪稳定。
- 适度的情绪释放。目标：运用语言及行为上的支持，帮助重点人群适当释放情绪，恢复心理平静。
- 释疑解惑。目标：对于重点人群提出的问题给予关注、解释及确认，减轻疑惑。
- 实际协助。目标：给重点人群提供实际的帮助，协助重点人群调整和接受因灾难改变了的生活环境及状态，尽可能地协助重点人群解决面临的困难。
- 重建支持系统。目标：帮助重点人群与主要的支持者或其他的支持来源（包括家庭成员、朋友、社区的帮助资源等）建立联系，获得帮助。
- 提供心理健康教育。目标：提供突发事件灾难后常见心理问题的识别与应对知识，帮助重点人群积极应对，恢复正常生活。
- 联系其他服务部门。目标：帮助重点人群联系可能得到的其他部门的服务。

② 放松训练要点。

放松训练要点包括呼吸放松、肌肉放松、想象放松。分离反应明显者不适合学习放松技术。（分离反应表现为：对过去的记忆、对身份的觉察、即刻的感觉乃至身体运动控制之间的正常的整合出现部分或完全丧失。）

③ 心理辅导要点。

通过交谈来减轻灾难对重点人群造成精神伤害的方法，个别或者集体进行，自愿参加。开展集体心理辅导时，应按不同的人群分组进行，如住院轻伤员、医护人员、救援人员等。目的是为重点人群提供心理、社会支持。过程包括以下几方面：

第一，了解灾后的心理反应。了解突发事件灾难给人带来的应激反应表现和灾难事件对自己的影响程度，也可以通过问卷的形式进行评估。引导重点人群说出在灾难中的感受、恐惧或经验，帮助重点人群明白这些感受都是正常的。

第二，寻求社会支持网络。让重点人群确认自己的社会支持网络，明确自己能够从哪里得到相应的帮助，包括家人、朋友及社区内的相关资源等。画出能为自己提供支持和帮助的网络图，尽量具体化，可以写出他们的名字，并注明每个人能给自己提供哪些具体的帮助，如情感支持、建议或信息、物质方面等。强调让重点人群确认自己可以从外界得到帮助，有人关心他/她，可以提高重点人群的安全感。给儿童做心理辅导时，目的和活动内容相同，但形式可以更灵活，让儿童多画画、捏橡皮泥、讲故事或写字。要注意儿童的年龄特点，小学三年级以下的儿童可以只画出自己的网络，在哪里得到相应的帮助不用具体化。

第三，应对方式。帮助重点人群思考选择积极的应对方式；强化个人的应对能力；思考采用消极的应对方式会带来的不良后果；鼓励重点人群有目的地选择有效的应对策略；提高个人的控制感和适应能力。

讨论在突发事件灾难发生后，你都采取了哪些方法来应对突发事件灾难带给自己的反应的？如多跟亲友或熟悉的人待在一起，积极参加各种活动，尽量保持以往的作息时间，做一些可行且对改善现状有帮助的事等，避免不好的应对（如冲动、酗酒、自伤、自杀）。注意儿童的年龄差异，形式可以更灵活，让儿童以说、画、捏橡皮泥等多种方式展示自己的应对方式。鼓励儿童生活规律，多跟同伴、家人等在一起。要善于用儿童使用的语言来传递有效的信息。

第二节　灾民可能出现的心理反应和应对

一、灾民可能出现的心理反应

灾难发生后，亲历突发事件灾难的幸存者一般可能出现的心理反应如下：
（1）对自己经历的一切感到麻木与困惑；
（2）对幸免于难产生罪恶感；
（3）过分地为受害者悲伤、忧郁；
（4）因心力交瘁、筋疲力尽而觉得生气，例如对周围亲友、政府管理者、媒体感到愤怒，甚至出现暴躁易怒的情形（特别对政府工作人员，可能易于愤怒、挑剔）；
（5）觉得自己可以做得更好、做得更多而产生罪恶感，怀疑自己是否已经尽力，有没有充分帮助周围的人；

（6）由于身心极度疲劳，休息与睡眠的不足，此时容易产生生理上的不适感，例如晕眩、呼吸困难、胃痛、紧张、无法放松等；

（7）对于接受帮助觉得尴尬、难堪。

二、政府和社区管理者可以做什么

受灾群众对灾难和目前困境的恐惧、悲哀和愤怒无能为力，无法调解，及对未来的无法掌控，可能会针对政府和社区管理人员发泄。政府和社区管理者需要理解这种情况，并争取把灾民的怒气转化为参与救灾的积极力量，这些都是灾民在此阶段的正常心理反应。

（1）接受这些的感觉，知道这是灾民痛苦的心理表现，是他们想改变现状的表现；

（2）建立灾民中的团体，鼓励灾民自助，多给予自己及周围其他亲友鼓励，彼此相互打气、加油，尽量避免批评自己或其他救灾人员的救援行动；

（3）鼓励灾民换位思考，接受他人诚心提供的帮助与支持；

（4）鼓励灾民组织自己的活动（体育、音乐、讲课）；

（5）鼓励灾民参与救灾工作（寻找亲人活动、帮助维持秩序、帮助老弱病残人群）。

第三节 政府和社区管理者的压力和应对

一、灾后的政府和社区管理者面对的各种压力来源

（1）在需要继续关注日常工作负荷的同时，因为灾难带来的新的和相互竞争的需求而产生的角色冲突和角色不适应。

（2）当产生应激、角色冲突和严重的疲倦时，常规的管理程序常常会受到破坏，而且部门和人员之间的容忍度也会下降。

（3）和国家、省、市以及非政府组织之间的关系发生了变化。

（4）即便采取了有效的救急措施，也不会得到太多的肯定，而如果救急措施不利的话，就会得到非常严厉的批评。

（5）媒体对政府行为关注的程度上升。

（6）由于工作人员自己的焦虑需要有出口，会出现更多埋怨和指责他人的情况。

（7）灾民的烦躁情绪会影响管理者的情绪及工作效率。

（8）实际上自我感觉到的安全感降低，对于管理灵活性的要求上升，并且其他灾难所促发的应激也会导致员工对于模糊性的容忍度降低，他们会质疑自己对政府的忠诚度和他们工作的价值。

（9）管理者掌握全局观能力的下降，导致工作上的混乱和应激的增加。

二、政府和社区管理者应怎样应对

（1）保证自己的基本饮食和睡眠。

（2）建立轮班休息制度。

（3）为政府建立能够公布信息的途径：简报、公开展板、管理人员进行信息传达和发布；列举有关资源（如不同方面问题可联系的人和电话等，可寻求帮助的途径）的小册子等。

（4）以小团体的形式进行心理教育，教育内容包括成年人和孩子对于灾难的反应，进行自助式应激管理的建议以及在哪里可以找到进一步的援助。

（5）发放印有如下内容的小册子：成年人和孩子对于灾难的反应，进行自助式应激管理的建议，以及在哪里可以找到进一步的援助。

（6）对于小型的工作单元进行信息公布和传达工作。

（7）建立压力管理项目组（例如，儿童看护、支持小组、信息传达小组）。

（8）建立与上级和下级良好的沟通体系，制定每日的定时汇报制度。

（9）形成比较稳定的政府和社区管理者的工作团队，在一天的工作之后要定时召开团队的短会，分享和分担感受和困扰，及时处理情绪，此时工作团队中的相互支持在面对灾难时极其重要。

必要时寻求经过危机干预和创伤治疗培训的心理治疗师的帮助。

第四节　灾难危机中心理干预的具体应用

一、面对心理干预对象：倾听是最重要的

在灾难中，也许有你的亲人或认识的朋友不幸受伤或罹难，甚至你自己也受到了伤害；也许你的经历只有你自己最了解，但我们希望能够帮助你知道每一个人在灾害后可能会出现的反应，也提供一些方法帮助你渡过不良心情的难关，走出灾难的阴影，面对未来的生活。我们将从个人心理方面来协助你们。

（一）你可能还会有的担心及感受

（1）担心自己会崩溃或无法控制自己；

(2) 觉得无助,没有人可以帮助我;

(3) 觉得人好脆弱、人生好无常;

(4) 为亲人或其他人的死伤感到很难过、很悲痛;

(5) 思念逝去的亲人,觉得很空虚;

(6) 不知道将来该怎么办,感觉前途茫茫;

(7) 期待赶快重建家园。

(二) 面对家人或亲友的死伤,你也许会有的想法

(1) 恨自己没有能力救出家人;

(2) 希望死的人是自己而不是亲人;

(3) 觉得对不起家人;

(4) 觉得上天怎么可以对自己这么不公平;

(5) 不断地期待奇迹出现,却又一再失望;

(6) 除此之外,也会对救灾工作有许多愤怒;

(7) 救灾工作进度怎么那么慢;

(8) 对救灾人员没有尽力抢救而生气;

(9) 别人根本不知道我的需要及感受;

(10) 救灾人员的处理方式让我很生气。

(三) 伴随上述心情与感觉,你可能会有的一同出现的身体症状

(1) 疲倦、失眠、做噩梦、心跳突然加快、肌肉疼痛;

(2) 健忘、注意力不集中、呼吸困难、子宫不适;

(3) 心神不宁、晕眩、发抖、胸口郁闷、月经失调。

(四) 面对伤痛,请说出你的感觉

经历大灾难后,大部分人都会产生以上的感觉,这是正常的反应。不要隐藏你的感觉,试着说出你的感觉,并且让家人、孩子与朋友一起分担你的悲痛,这样会让你感到比较好过。请放心地表达这些感觉,如果压抑这些情绪或想法,反而会造成心理紧张与身体不适,使身体复原的时间拉长。

(五) 说出自己的感觉后,你还可以用一些方法来抒发心情

(1) 不要勉强自己去忘掉它,伤痛的感觉会跟随你一段时间,这是正常的现象;

(2) 一定要好好睡觉、休息,并且和你的家人或朋友聚在一起;

(3) 如果你有任何的需要,请向家人、朋友说出你的需要;

(4) 不要因为不好意思或忌讳而不谈论这次经历;

(5) 与你的家人、孩子一同来面对这样的状况;

(6) 请记得家人、孩子和你有类似的经历与感受,试着和他们谈谈;

（7）可借由游戏或画画的方式让孩子们表达出来；

（8）尽可能让孩子恢复正常生活，参与学校活动；

（9）如果你有亲友处于伤痛中，可以尝试帮助他；

（10）请允许他说出对整个事件的描述，以及对亡者的各种感觉；

（11）支持与接受他表达情绪、允许他哭泣，例如："我就在这陪着你"；

（12）帮助他说出感受，例如："你一定难以接受"；

（13）用肢体接触来表达对他的关心，例如，握住他的手、拍拍他的肩、拥抱一下；

（14）协助他找到支持团体或有关的社会资源；

（15）收起伤痛，重新站起来。

（六）在伤痛过后，你可以做什么

在伤害与伤痛过去后，尽量让你的生活作息恢复正常，提醒你在做事或开车时一定要小心，因为在重大灾难的压力过后，意外（如车祸）会更容易发生。

（七）你还可能面对的状况

（1）持续有前面提到的身体症状与心理担忧，状况一直无法改善；

（2）失去对平常事物的兴趣或欢乐、饮食习惯改变（改变食欲和体重的增减）；

（3）有死亡或自杀的念头，企图自杀；

（4）工作不顺利或人际关系变差，生活秩序一片混乱；

（5）发生其他的意外或重大打击；

（6）药物滥用，过量地抽烟、喝酒或吃药。

如果你还有以上所说的状况，那么你可能需要一些专业的协助。

二、面对心理干预对象：家庭支持是很重要的

在灾难中，也许有你的亲人或认识的朋友不幸受伤或罹难，甚至你自己也受到了伤害；也许你的经历只有你自己最了解，但我们希望能够帮助你知道每一个人在灾害后可能会出现的反应，也提供一些方法帮助你渡过不良心情的难关。我们将从家庭支持方面来协助你们。

（一）灾难后，孩子会有什么反应

（1）担心父母将死去；

（2）担心自己会被孤独地抛下；

（3）担心灾变将再来。

（二）你该如何与孩子讨论灾变事件

（1）鼓励或接纳孩子讨论事件发生的过程；

(2) 允许他们表达因灾变而产生的挫折、混淆、害怕及悲伤等情绪；

(3) 提供会一直陪伴及安全无虞的保证；

(4) 不要期待孩子在一夜之间长大，变得懂事、成熟、乖巧、听话。

（三）你如何与先生（太太）相处

(1) 夫妻间的关系会因为灾变而产生紧张与冲突；

(2) 因为性别的不同，在因应失去亲人的悲伤会有不同的方式；

(3) 失去孩子的爸爸多采取沉默而内敛的悲伤因应，妈妈会因为爸爸的反应，觉得自己孤独地面对失去孩子的痛苦而责备爸爸，使得夫妻之间渐行渐远；

(4) 如果能彼此接纳个别的因应方式，又能表达共同的伤痛，有助于夫妻关系更加紧密；

(5) 如果夫妻间的沟通出现困难，可以寻求专业人员的帮助。

（四）你该如何与其他受灾家庭相处

(1) 许多家庭共同经历失去亲人、毕生财产的苦痛，不必相互比较彼此的不幸；

(2) 灾变使大家都是落难人，经历同样的劫难；

(3) 请记住：在灾难的不幸之下，你不是孤独的，可以和其他受害家庭相互扶持，一同走出悲痛的境地。

（五）灾变发生后，亲友可能的反应为何

(1) 灾变刚发生时，亲友们的慰问和支持相当密集，随着时间推移会渐渐减少；

(2) 有些亲友的慰问集中在哀悼失去亲人或叹息损失的财产；

(3) 有些亲友会鼓励自己尽快忘记伤痛，往前看；

(4) 该如何应付亲友们过度热心的询问；

(5) 忘掉伤痛并不容易，亲友只是努力地想要减轻你的哀痛，不要因此造成自己的压力；

(6) 亲友并未经历和自己相同的遭遇，的确不容易感同身受，不要责备他们的误解或干脆拒绝他们的关怀；

(7) 可以明确告诉亲友你要什么，你不要什么，你有自己的因应速度，他们会了解而支持的；

(8) 可以要求信赖的亲友给予陪伴、心理支持及真诚的倾听。

如果需要进一步的心理支持或资源讯息，可寻求专业人员的建议。

（六）面对灾变，会有什么反应

(1) 觉得自责；

(2) 易陷入"假如"的牛角尖里，如"假如当时我拉他一把，就可以免于死亡或伤害""假如我预先知道房子会倒,就不会买这一间""假如我有挖土的专门能力,我或许可以及时救出"。

（七）该如何面对自责

（1）自责是非理性的,没有任何人可以预测灾变发生的时间与强度,也没有人可以事先准备好应变非预期性的灾变；

（2）遭遇大灾变,要摆脱自责并非易事,甚至是一场长期的抗争；

（3）开放自己,听听别人不同的声音和解释,建立新的认知方式,或许可以逐渐降低自责的感觉；

（4）时时用正向的说法来劝告自己,可以为自己发展新看法而摆脱自责。

三、面对心理干预对象：社区邻居也是很重要的

在灾难中,也许有你的亲人或认识的朋友不幸受伤或罹难,甚至你自己也受到了伤害；也许你的经历只有你自己最了解,但我们希望能够帮助你知道每一个人在灾害后可能会出现的反应,也提供一些方法帮助你渡过不良心情的难关。我们将从社区邻居方面来协助你们。

（一）房屋及地区的安全

（1）应尽快检测是否安全,以决定是否搬回家住；

（2）房屋检测可联系建筑师公会、土木技师公会、结构技师公会与大地技师公会等单位协助勘验。有问题可联系社区,公布电话；

（3）自己最清楚需求是什么。

（二）建立小区基本数据、提出未来的远景

（1）以邻里巷弄或村等为单位,主动进行户口、地籍、房屋损害情形等资料的调查；

（2）居民若已搬离灾区,一定要设法建立联络簿,建立小区联络网；

（3）小区的联络网应建立一个对外的沟通联络管道。

（三）组成小区的重建服务团队、小区人力资源调查与管理

（1）调查灾区居民可以利用的专长与资源,例如水电木工、计算机处理、车辆或者劳动力；

（2）将可用的人力资源与时间建档；

（3）增加对小区的认同感,较能满足地方的需要,并配合外界的力量加速重建的进行。

（四）未来居住环境的整体规划

（1）一个小区在灾后要重建,如果没有完善的整体规划,以急就章的方式就起砖造屋,可能会造就另一个生活质量低落的生活环境；

（2）居民可以对于自己的房屋、小区、公共空间等的需要与想法，先进行讨论，整合聚落的重建计划，凝聚小区意识，借此机会营造一个新的家园风貌。

四、灾难后，如何帮助孩子们

突发事件灾难中，不少孩子容易遭受严重的创伤。幼小的他们除了需要应对外伤、饥饿、寒冷等他们不熟悉的情况外，与成年人一样，他们也在经历着这场前所未有的心理上的严重创伤。由于儿童比成人更加脆弱，因此更需要关注儿童的反应，及时保护他们。灾难后孩子可能显得特别烦乱，需要表达感觉，这些反应都是相当正常的，通常时间不会持续太久。

（一）孩子们可能会出现的反应

(1) 对黑夜、分离或独处会有过度的害怕；

(2) 会特别黏父母，对陌生人害怕；

(3) 过度担心，焦虑；

(4) 年纪小的儿童会出现退化行为（如尿床或咬手指）；

(5) 不想上学；

(6) 饮食或生活作息习惯改变；

(7) 攻击或害羞的行为增加；

(8) 做噩梦；

(9) 头痛或其他身体症状的抱怨。

（二）如何帮助孩子

(1) 优先保证身体安全，对受伤儿童立即给予医疗救护；

(2) 优先给儿童提供清洁的饮用水、安全食品以及夜间保暖；

(3) 尽量把儿童安置在远离灾难现场和嘈杂混乱的场所，避免孩子走失或因环境拥挤不能入睡；

(4) 心理陪伴和保护方面；

(5) 鼓励并倾听儿童说话，允许他们哭泣，告诉孩子担心甚至害怕都是正常的；

(6) 条件允许的情况下鼓励孩子玩游戏，不要强求儿童表现出勇敢或镇静；

(7) 经常抱抱孩子，拍拍孩子；

(8) 在入睡前，多花一些时间陪孩子；

(9) 接纳孩子对失去的玩具、用具，甚至房子的哀悼；

(10) 告诉他发生了什么，并用他能懂得的方式让他了解；

(11) 让孩子放心你和他现在都很安全，也都会在一起，最好常常向孩子反复保证；

（12）若您感觉孩子在学校会有问题，与老师沟通，并一同处理可能的问题；

（13）尽量不要在儿童面前表现出自己的过度恐惧、焦虑等情绪和行为，及时处理自己的压力和调整情绪；

（14）要指导孩子观看新闻报道，因为低年龄儿童可能会对电视画面中重现的镜头感到害怕和恐惧。

在未来的几个月间，请您重读这份材料，因为有些孩子可能并不会出现这些反应，有些孩子却可能在灾后数周或数月表现出来。一般而言，孩子的情绪反应并不会持续很久，然而，有些孩子却会持续出现这些问题。若孩子持续出现这些反应超过三个月甚至半年，请与心理专业工作人员联系。不同年龄阶段儿童和青少年的创伤反应及帮助方法如表6-1所示。

表6-1 不同年龄阶段儿童和青少年的创伤反应及帮助方法

婴幼儿(0~3岁) 睡眠与如厕时间的错乱 对大声或不寻常的声音、震动有惊吓反应过度警觉 僵直(身体突然不能动) 急躁，无缘由地哭泣 丧失已习得的语言与动作能力 退缩、害怕分开，黏着家长 对造成灾难相关的事情(如影像或身体感受)有逃避或警觉反应	家长/照顾者的帮助方法 维持孩子作息与饮食的规律性(如每天有固定散步睡觉吃饭的时段) 避免不必要的暂时分离 提供额外的安抚活动(如睡前陪孩子更多的时间，唱歌或讲故事等) 预期孩子有暂时的行为退化，勿过度担心 协助孩子用简单的话说出他内心复杂的感觉 就地取材，给孩子简单的游戏道具(如石头、沙子、使用过的筷子等)，让他能把灾难有关的害怕感受玩出来
幼儿(3~6岁) 重复叙述创伤的经验 明显的焦虑与害怕 特别退缩、静默不语或特别难管、不听话 日常的行为退化到较小年纪的模样 与父母分开时出现明显的分离焦虑 对原来喜欢的活动或游戏失去兴趣 睡眠失调：做噩梦、梦游、不易入睡 对死亡与灾难的原因不了解 对灾难有神奇的解释 不想要的视觉影像与创伤记忆挥之不去 抱怨身体疼痛，或查无原因的病痛 对灾难周年纪念、节日的哀悼有烦乱反应	家长/老师的帮助方法 倾听并容忍孩子重述事件 在对话中接纳并协助孩子说出强烈的情绪 能预期并了解孩子的退化行为 对孩子在学校及家中行为表现可暂时放宽标准，但是仍应要求孩子有基本的礼节与遵守常规 严格限制会造成伤害的活动(如到灾区去玩) 不要随意离开处于害怕中的儿童身边 尽可能维持正常的作息 必要时提供夜晚的安抚措施：如睡前吃少许小点心、开盏小灯、给孩子毛绒玩具等 就地取材，给孩子简单的游戏道具(如石头、沙子、使用过的筷子等)，让他能把灾难有关的害怕感受玩出来

续表

学龄儿童(6~11岁)	家长/老师的帮助方法
重复叙述创伤的经验 明显的焦虑与害怕 对灾难后特定事件的害怕,害怕灾难再度发生 不想要的视觉影像与创伤记忆挥之不去 在学校不易专心学习,成绩下降 日常的行为退化到较小年纪的模样 特别退缩、静默不语或特别难管、不听话 对原来喜欢的活动失去兴趣 睡眠失调:做噩梦、梦游、不易入睡 抱怨身体疼痛,或查无原因的病痛 对灾难周年纪念、节日的哀悼有烦乱反应	倾听并容忍孩子重述事件 尊重并鼓励孩子表达对害怕的感受 不要随意离开处于害怕中的儿童身边 允许孩子在睡前用不同的方法来面对害怕:读故事书、听故事或音乐、半夜做噩梦时有自己喜爱的东西陪伴 预期在学校的表现会暂时下降,了解孩子的退化行为,对孩子在学校及家中行为表现可暂时放宽标准,但是仍应要求孩子有基本的礼节与遵守常规 倾听孩子对灾难事件的想法,即使是那些自责或奇特的想法 循序渐进地协助孩子产生对灾难事件的真实看法 逐步让孩子重新掌握他自己原可自理的生活步调,适度给予具体明确且可胜任的家务,以培养责任感并演练未来灾变时的安全措施
青少年(11~18岁)	家长/老师的帮助方法
灾难引发的失控行为:如从事危险的行动 努力不表露出异样情绪,如哀痛、罪恶、羞愧等 为避免面对内在伤痛,因而逃避并从事许多外在的活动 容易发生意外 睡眠与饮食失调 发现自己对灾难的印象与记忆挥之不去,并烦恼不已 产生忧郁、退缩及悲惨的世界观 个性改变,与父母或亲人的相处方式改变 为逃避因灾难产生的创痛与记忆,模仿大人的行为(如结婚、怀孕、退学、切断与旧友之间的关系) 害怕长大,需要家人的呵护	鼓励青少年和家人或亲近的大人谈谈对灾难的经验与感受 让孩子知道出现这些强烈的哀痛、罪恶、羞愧等反应都是正常的 协助孩子寻找一些能带给他们成就感或建立自信心的活动,鼓励他们参与社区重建工作 对孩子在学校及家中的行为表现可暂时放宽标准,但是仍应要求孩子有基本的礼节与遵守常规 鼓励孩子去从事运动和其他肢体活动 注意青少年在家中、学校以及同伴间的行为 协助青少年了解灾难会造成心理创伤的事实,并知道需要时间来克服 不要急着做重大的决定 当出现抑郁、易出意外、鲁莽行为,以及个性改变的迹象,加以关心及了解,必要时寻求专业帮助 演练未来灾变时的安全措施

参 考 文 献

[1] 卫生部科技教育司等.灾害事故医疗卫生救援指南[M],北京:华夏出版社,2003.

[2] 李泰然.中国食源性疾病现状及管理建议[J],中华流行病学杂志,2003(8):651~653.

[3] 马晓伟.实用救灾防病手册——洪涝灾害救灾防病专辑[M],北京:中国协和医科大学出版社,2003.

[4] 胡晓抒.人间禽流感及其防治[M],南京:江苏科学技术出版社,2004.

[5] 郭兴华.地震灾难医学[M],南京:江苏科学技术出版社,2009.